CADEIAS ÂNTERO-LATERAIS

Dados Internacionais de Catalogação na Publicação (CIP)
(Câmara Brasileira do Livro, SP, Brasil)

Campignion, Philippe
 Cadeias ântero-laterais: cadeias musculares e articulares: método G.D.S. / Philippe Campignion; tradução Maria Lucia Campello Hahn. São Paulo: Summus, 2008. (Coleção cadeias musculares e articulares – método G.D.S.)

Título original: Les chaînes antéro-latérales: les chaînes musculaires et articulaires: methode G.D.S.
 Bibliografia
 ISBN 978-85-323-0514-5

1. Articulações – Fisiologia 2. Biomecânica 3. Fáscias (Anatomia) – Fisiologia 4. G.D.S. (Técnica terapêutica) 5. Sistema musculoesquelético – Fisiologia I. Título. II. Série.

08-06314
CDD-611.73
NLM-WE 101

Índice para catálogo sistemático:

1. Cadeias ântero-laterais: Músculos e articulações: Aplicação do método G.D.S.: Fisiologia neuromuscular   611.73

Compre em lugar de fotocopiar.
Cada real que você dá por um livro recompensa seus autores
e os convida a produzir mais sobre o tema;
incentiva seus editores a encomendar, traduzir e publicar
outras obras sobre o assunto;
e paga aos livreiros por estocar e levar até você livros
para a sua informação e o seu entretenimento.
Cada real que você dá pela fotocópia não autorizada de um livro
financia um crime
e ajuda a matar a produção intelectual em todo o mundo.

CADEIAS ÂNTERO-LATERAIS

**Cadeias
Musculares e Articulares
Método G.D.S.**

Philippe Campignion

summus
editorial

Do original em língua francesa
LES CHAÎNES ANTÉRO-LATÉRALES
Les chaînes musculaires et articulaires – Methode G.D.S.
Copyright © 2004 by Philippe Campignion
Direitos desta tradução adquiridos por Summus Editorial

Editora executiva: **Soraia Bini Cury**
Assistentes editoriais: **Bibiana Leme e Martha Lopes**
Tradução: **Maria Lucia Campello Hahn**
Capa: **Nelson Mielnik e Sylvia Mielnik**
Diagramação: **Acqua Estúdio Gráfico**
Impressão: **HR Gráfica e Editora**

Summus Editorial
Departamento editorial:
Rua Itapicuru, 613 – 7º andar
05006-000 – São Paulo – SP
Fone: (11) 3872-3322
Fax: (11) 3872-7476
http://www.summus.com.br
e-mail: summus@summus.com.br

Atendimento ao consumidor:
Summus Editorial
Fone: (11) 3865-9890

Vendas por atacado:
Fone: (11) 3873-8638
Fax: (11) 3873-7085
e-mail: vendas@summus.com.br

Impresso no Brasil

Agradecimentos

A Benoît Lesage, que nos permitiu verificar certos pontos de anatomia por meio da dissecação, e ao finado professor Guyot, da Faculdade de Medicina de Besançon, que gentilmente nos permitiu utilizar seu laboratório de anatomia.

Sumário

Considerações iniciais   9

Primeira parte
Considerações gerais sobre as cadeias ântero-laterais   11

Segunda parte
Anatomofisiopatologia das cadeias ântero-laterais   21

As cadeias ântero-laterais nos membros inferiores   24

As cadeias ântero-laterais no tronco   66

Problemas viscerais associados às tensões AL   94

As cadeias ântero-laterais no membro superior   99

As cadeias ântero-laterais no pescoço e no crânio   128

Terceira parte
Princípios de tratamento   147

Conclusão   155

Bibliografia   157

Considerações iniciais

O método das cadeias musculares e articulares – método G.D.S. – apresenta diversas facetas.

Uma delas aborda as relações intricadas entre o comportamento psicológico e a expressão corporal. Godelieve Denys-Struyf propõe uma série de experiências que permite a cada um situar-se em relação a diferentes arquétipos. Ela também elaborou **uma estratégia de reestruturação psicocorporal adaptada ao *terreno* – isto é, às particularidades psicomotoras de cada indivíduo –** e calcada no ciclo de crescimento da criança.

A outra faceta propõe uma análise biomecânica rigorosa a fim de bem compreender os esquemas de desestruturação do corpo. Ademais, o método coloca à disposição do terapeuta **estratégias para liberar o corpo das tensões excessivas e torná-lo mais consciente, otimizando seu funcionamento.**

Este volume trata do aspecto biomecânico e da terapia manual proposta pelo método G.D.S. Sua intenção, e a dos volumes que virão a seguir, é formar um quadro de referência das marcas musculares próprias de cada uma das cadeias evidenciadas por Denys-Struyf, para compreender a noção de *terreno*.

Entretanto, seria perigoso para o não-iniciado constituir um receituário de manobras decorrente da análise das marcas próprias da cadeia ântero-lateral, pois raramente se encontram tipologias puras, sendo muito mais freqüentes as tipologias combinadas. De maneira ideal, as cadeias são antagonistas-complementares, porém essa complementaridade com freqüência se exacerba e se transforma em duelo, acarretando **um jogo de ação–reação**, que discutirei no último capítulo deste volume. Essa noção de reciprocidade torna inconcebível qualquer forma de tratamento que trabalhe apenas uma cadeia. **Trabalham-se as cadeias em sua reciprocidade.**

As manobras propostas não podem ser reduzidas a receitas retiradas do contexto mais geral dessa reciprocidade entre as cadeias, pois sua eficácia em longo prazo pode ficar comprometida. Por essa razão não abordaremos o tratamento neste volume, deixando-o para um trabalho de síntese ulterior.

Primeira parte

Considerações gerais
sobre as cadeias ântero-laterais

As cadeias ântero-laterais (AL) e póstero-laterais (PL) são cadeias relacionais

Correspondem de maneira geral a duas vias que o comportamento psicomotor pode assumir:

A via da abertura para o meio circundante, PL.
A via do retorno para si, AL.

Na figura 1, os dois bebês desenhados por Denys-Struyf ilustram essas duas formas de comunicação com o meio circundante:

O bebê da esquerda está usando sua musculatura PL para ir ao encontro do meio exterior.
O bebê da direita usa sua musculatura AL para trazer o meio exterior para si.

As cadeias ântero-laterais AL estão associadas a uma atitude de reserva diante do meio exterior. Essa reserva pode se transformar em introversão ou, quando é excessiva, em fechamento sobre si em uma atitude de proteção. Nesse caso, as cadeias se retraem, marcando o corpo com formas específicas.

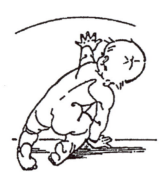 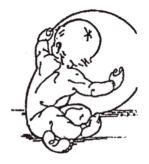

PL vai ao encontro do meio circundante

AL traz para si o meio circundante para analisá-lo

Figura 1

AL e PL, estruturas do eixo horizontal a serviço do comportamento que implica relação.

A dinâmica de *AL, que se retrai (contrariamente à de PL, que dilata globalmente o corpo)*, pode ser comparada às forças de retração e de dilatação que sofrem as células do corpo. As forças de dilatação tendem a fazer as células *explodir* enquanto as forças de retração as fazem *implodir*. Do equilíbrio entre essas forças contrárias vai depender a qualidade pulsatória da célula e a espessura de sua membrana celular, que favorece ou não as trocas com o exterior.

Figura 2

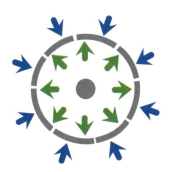

O equilíbrio celular depende do equilíbrio
entre as forças de retração e de dilatação.
As trocas com o meio se fazem nos dois sentidos.

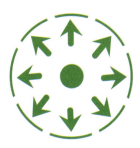

Se as forças centrífugas predominam, a membrana celular é fina e favorece preferencialmente as trocas do interior para o exterior.

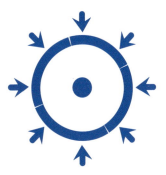

Se são as forças centrípetas que predominam, a membrana celular é espessa e as trocas com o meio são dificultadas.

Essa noção de complementaridade dos contrários encontra-se também no equilíbrio neurovegetativo

O equilíbrio entre os sistemas ortossimpático e parassimpático também se baseia na necessidade de alternância, como no caso das musculaturas PL e AL.

Poderíamos ficar tentados a estabelecer semelhanças entre os efeitos de uma musculatura AL e os do ortossimpático, de um lado, e os efeitos da PL com os do parassimpático, de outro. Na verdade, é um pouco mais complexo que isso, pois a fronteira entre os dois não é tão nítida. O fenômeno de *inibição da ação* descrito por Laborit é mais adequado para explicar os efeitos de um comportamento AL.

O sistema ortossimpático, cujos mediadores químicos são a **adrenalina** e a **noradrenalina**, é solicitado cada vez que os estímulos exteriores nos provocam um choque desestabilizador ou um susto. Os efeitos das duas substâncias citadas são bem conhecidos. Eles preparam o corpo para uma ação, seja de fuga, seja de defesa. Vamos mencionar aqueles que nos interessam mais de perto:

- visando uma ação, os ritmos pulmonar e cardíaco se aceleram;
- pela vasoconstrição periférica o sangue sai das extremidades em benefício dos vasos coronarianos, que sofrem uma vasodilatação. A pressão arterial aumenta;
- observa-se a constrição dos vasos das paredes da vesícula biliar, a constrição dos esfíncteres do estômago, a diminuição de sua mobilidade e a inibição das secreções;
- ocorre, finalmente, o relaxamento do detrusor e a contração do esfíncter externo da bexiga.

O sistema parassimpático, cujo mediador principal é a **acetilcolina**, tem efeitos opostos:

- ação vagal sobre o coração, ou seja, desaceleração e diminuição da intensidade de suas contrações;
- contração dos músculos brônquicos e aumento das secreções das glândulas brônquicas;
- vasodilatação da parede de certos vasos periféricos;
- facilitação das secreções das glândulas sudoríparas, das lágrimas, da saliva, dos sucos gástricos e pancreáticos;
- aumento dos movimentos e relaxamento dos esfíncteres do esôfago, do estômago, do intestino delgado, do intestino grosso e da bexiga;
- contração do detrusor e relaxamento do esfíncter da bexiga.

Os indivíduos que funcionam em modo relacional AL não passam à ação em conseqüência de um choque ou susto. Eles ficam no estado que Laborit descreve como **inibição da ação**. Deixa de ocorrer a passagem do ortossimpático ao parassimpático, da maré alta à maré baixa.

Os músculos que constituem esses encadeamentos musculoaponeuróticos ântero-laterais apresentam grande número de arcadas – que descreveremos no momento apropriado –, dentro das quais passam determinados vasos e nervos. A tensão excessiva nesses encadeamentos acarreta uma compressão de tais elementos e *reforça a vasoconstrição periférica*. A circulação é dificultada e certos nervos ficam comprimidos, o que pode ocasionar parestesias e formigamento das extremidades, particularmente nas mãos. Esses são sintomas muito freqüentes e podem evoluir para a *síndrome do túnel do carpo* ou até para a *síndrome de Reynaud*.

A tensão arterial naturalmente aumenta, mas é necessário distinguir essa *hipertensão mecânica* daquela ligada a problemas glandulares ou do metabolismo.

Os *espasmos vesiculares* são muito freqüentes em indivíduos que não expressam reações de cólera. Os chineses diriam que, nesse caso, o fígado é dominado pelo pulmão.

Os intestinos espasmados mantêm uma *constipação* de tipo *espasmódica*. Para muitos autores os intestinos são a lata de lixo das emoções. Nesse caso, eles não conseguem eliminar o excesso...

Os chineses consideram o diafragma uma fronteira física entre o ortossimpático e o parassimpático. É claro que essa fronteira é móvel e participa da alternância entre os dois sistemas, ainda que apenas pelo jogo de pressões entre a cavidade torácica e a cavidade abdominal durante a respiração. A AL atrapalha essa alternância, bloqueando o tórax em posição expiratória, como veremos com mais detalhes a seguir.

As cadeias ântero-laterais estão fortemente envolvidas nas reações de defesa do corpo

Elas podem ativar-se após *traumatismos físicos*. O corpo se fecha em uma atitude de proteção, por inteiro ou apenas sobre a região lesada.

Encontramos essa expressão de AL, mais acentuada, nos casos de algoneurodistrofia reflexa. Eu continuo convicto – assim como muitos cirurgiões – de que fisioterapia muito precoce e, sobretudo, muito agressiva aumenta ainda mais o risco de provocá-la.

Do ponto de vista comportamental, esse modo de funcionamento decorre freqüentemente da *falta de AM*, a cuja definição voltaremos mais adiante.

A designação AM, que corresponde à abreviação de ântero-mediana, define a localização de dois encadeamentos musculoaponeuróticos situados na face anterior, de um lado e do outro da linha mediana do corpo.

Essa designação é usada para definir uma tipologia cujo aspecto é resultante da tensão subjacente nas cadeias de músculos anteriores e medianos, assim como o *comportamento* particular que dá origem a essa expressão corporal.

O método das cadeias musculares e articulares G.D.S. analisa as relações entre o comportamento psicológico e a expressão corporal.

As implicações entre aquilo que pertence ao domínio do inato e aquilo que foi adquirido ao longo da vida são complexas. Entretanto, parece-nos que chegamos ao mundo com um *potencial de partida*, com uma tendência a... Porém *esse potencial está para ser realizado*. Trata-se de um vazio a ser preenchido.

Um mesmo indivíduo pode vir ao mundo com vários potenciais, porém cada indivíduo tem os que o caracterizam e que diferem daqueles dos vizinhos, tanto do ponto de vista qualitativo como do quantitativo. Certas pessoas vêm ao mundo com necessidade de ser amadas, outras com necessidade de ação, de desempenho, outras com necessidade de ideal.

O meio familiar e o meio circundante podem facilitar a realização desse potencial, o preenchimento do vazio, mas podem também ir contra ele. É nesse segundo caso que as cadeias de tensão específicas da estrutura comportamental em carência deixarão suas marcas no corpo. *Tais marcas revelam essa dificuldade em preencher o vazio*.

A análise da postura e a leitura dos traços morfológicos revelam a dificuldade do indivíduo para realizar seus potenciais.

A estrutura comportamental AM está ligada à noção de *afeto*, de *ego*. Ela se alimenta desde os primeiros meses de vida, inclusive na fase intra-uterina. Se a gravidez se desenrola em boas condições, o bebê sente-se em segurança, bem abrigado no ventre da mãe. Em seguida, o contato com esta e o aconchego (*casulo*) familiar prolongam essa impressão de *segurança* e conferem *autoconfiança* à criança, que se sente amada.

Inúmeros fatores aparentemente insignificantes entram em jogo na percepção que a criança tem de seu ambiente. Basta constatar as diferenças marcantes entre duas crianças que foram criadas aparentemente no mesmo contexto. As respostas do meio, por mais sinceras e refletidas que sejam, podem não corresponder necessariamente às expectativas de determinada criança, que são qualitativa e quantitativamente diferentes das expectativas de outra.

Na criança que não conseguiu preencher o potencial AM pode nascer um sentimento de insegurança. É nesses casos que podemos falar de carência ou vazio de AM.

Ao chegar à adolescência e, depois, à idade adulta, essa pessoa poderá experimentar dificuldades de auto-afirmação, o que complicará suas relações com os outros, diante dos quais se sentirá *vulnerável*. É dessa *insegurança interior* que pode nascer a necessidade de se proteger, de manter-se *reservado* em face do meio circundante, visto como hostil. Isso se *materializará no corpo por meio da ativação das cadeias ântero-laterais, que colocarão a pessoa em atitude de autoproteção*.

Esses aspectos psicocomportamentais, ligados ao aparecimento de um excesso de tensão em certas cadeias musculares, determinarão a escolha das *técnicas mais adequadas* ao tratamento do *terreno* decorrente.

Figura 3

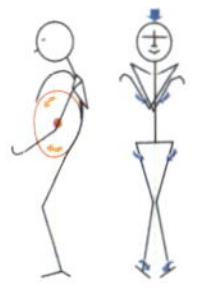

Os dois esquemas acentuam as ações das cadeias ântero-medianas e ântero-laterais.

As cadeias ântero-medianas enrolam o corpo no plano sagital e favorecem a *recentragem* (organização do corpo ao redor do próprio centro) (Figura 3-a).

A ação dos músculos dessa cadeia faz *ancorar* o hálux no chão, provoca o desaferrolhamento dos joelhos e mantém a vértebra D8 como o ponto máximo da cifose dorsal. Essa atitude dá a impressão de *conforto e estabilidade*.

As cadeias ântero-laterais dobram o corpo nos planos frontal e horizontal (Figura 3-b), em uma *atitude de proteção*. Os ombros e os quadris são mantidos em rotação interna, a cabeça parece estar enfiada entre os ombros. É uma atitude *mais tensa* que a anterior.

Como já dissemos, é freqüentemente uma carência de AM que acarreta essa atitude de recuo, de fechamento em AL. Veremos mais adiante que as atitudes AM e AL podem se combinar.

Figura 4

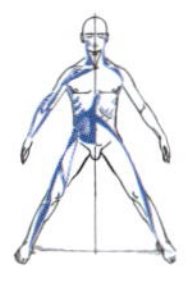

Voltemos ao aspecto puramente biomecânico das cadeias ântero-laterais. Elas devem sua designação à posição que ocupam no corpo. Estão localizadas globalmente na frente nos membros e lateralmente no tronco.

No livro *Aspectos biomecânicos – Cadeias Musculares e Articulares, Método G.D.S.*, consagrado às noções básicas, definimos para cada cadeia um local de residência e um feudo:

- A residência de AL está no membro inferior, ao qual essa cadeia determina um modo particular de apoiar-se no chão, como veremos depois de estudar os músculos de AL nos pés.

- O feudo de AL está nos ombros; o grande dorsal, seu representante exclusivo, controla a posição dos ombros *apoiando* a cintura escapular sobre a cintura pélvica, impedindo-a de suspender-se à coluna cervicodorsal.

As cadeias ântero-laterais são duplas, direita e esquerda. Entretanto, **AL domina geralmente à direita**. O funcionamento de AL está associado à noção de *mão instrumento*. Por essa razão não surpreende que a encontremos *mais marcada no membro superior direito* dos destros. Também há assimetria no caso das outras cadeias, porém a lateralização não seria uma explicação suficiente. As marcas de AL, AM e PA são, em geral, mais acentuadas à direita; e as de PL, PM e AP, à esquerda.

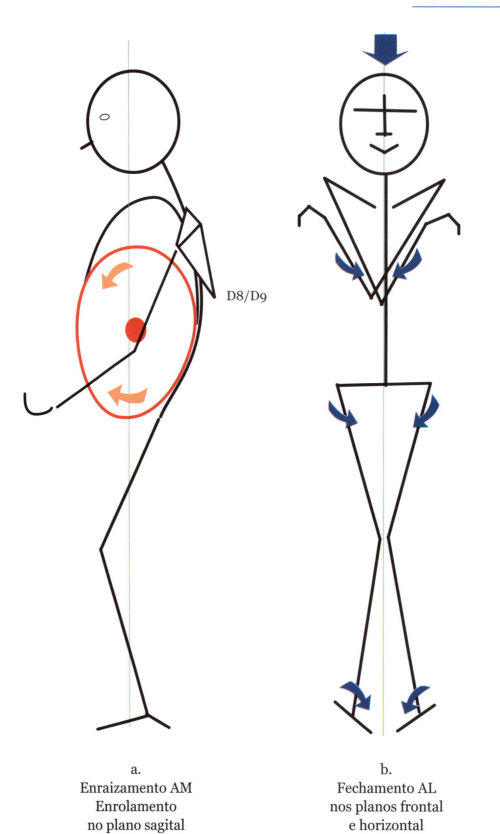

Figura 3

a.
Enraizamento AM
Enrolamento
no plano sagital

b.
Fechamento AL
nos planos frontal
e horizontal

Esse esquema não se inverte totalmente nos canhotos. Apenas AL, associada à noção de mão instrumento, migra para o membro superior esquerdo.

A assimetria postural parece estar principalmente ligada à assimetria visceral. Ela corresponde, de certa maneira, a um esquema fisiológico.

A inversão da disposição das vísceras (casos de *situs inversus*) deveria ser acompanhada de uma inversão desse esquema, porém não foram feitas observações em número suficiente para confirmar.

Figura 4

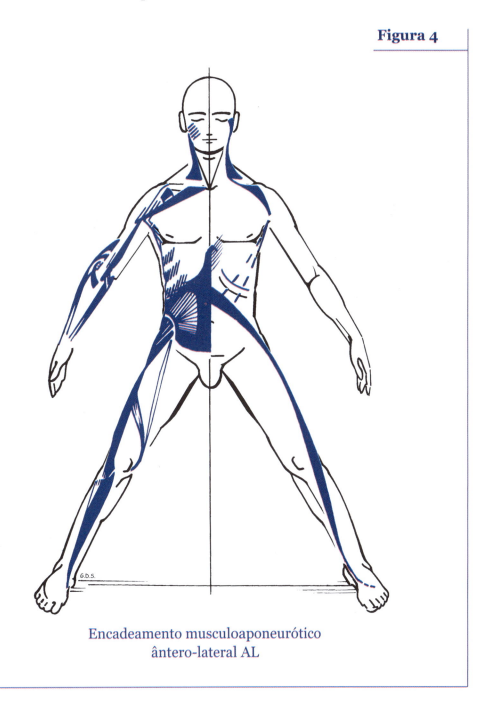

Encadeamento musculoaponeurótico
ântero-lateral AL

Segunda parte

Anatomofisiopatologia das cadeias ântero-laterais

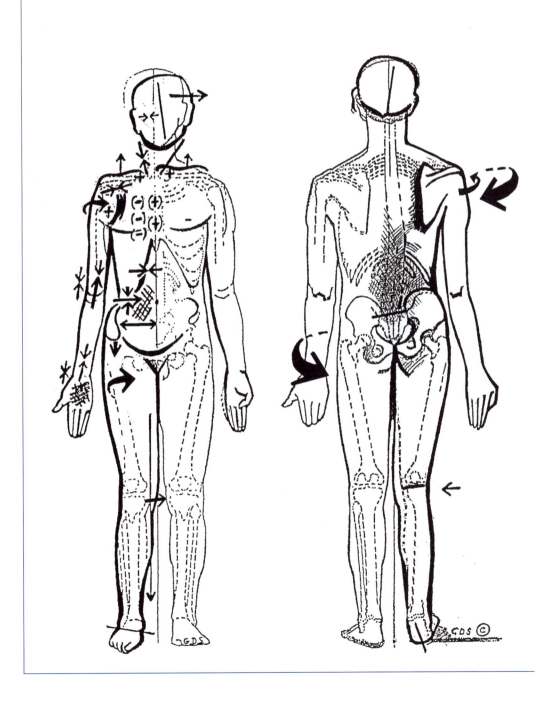

Antes de abordar o assunto mais detalhadamente, é necessário fazer algumas observações. Ainda que existam músculos mais implicados na estática (o solear, por exemplo) e outros na dinâmica (psoas, por exemplo), **todos os músculos, mesmo aqueles especialmente envolvidos na dinâmica, têm ou podem ter uma ação sobre a estática**. Essa noção é por vezes muito difícil de assimilar. Como pode um músculo, que na dinâmica modifica seu comprimento sem cessar, agir sobre a forma do corpo ao fixar um osso em determinada posição, chegando mesmo a influenciar a forma desse osso?

Tomaremos como exemplo o psoas, que na dinâmica é flexor do quadril, função para a qual é muito solicitado. Nesse caso, toma ponto fixo em cima, sobre a coluna vertebral, para mobilizar o fêmur. Ele representa, entretanto, dois papéis importantes na estática. Efetivamente, na posição vertical (em pé), ele é *defesa ou muralha convexitária da coxofemoral, cuja extensão limita*. Ao contribuir para manter a terceira lombar no alinhamento da cabeça femoral e no ponto máximo da lordose lombar, o psoas age também como guardião dessa lordose fisiológica. Essa última ação apenas é possível se ele tomar ponto fixo embaixo, sobre o fêmur.

Na seqüência, **falaremos principalmente dos papéis representados pelos músculos na postura e das marcas que eles inscrevem no corpo**. Classificamos essas marcas em três tipos:

- **Marcas úteis**, que correspondem às ações fisiológicas.

- **Marcas aceitáveis**, excessivas não a ponto de impedir os outros músculos de representar seu papel.

- **Marcas prejudiciais**, excessivas, entravam a boa fisiologia do conjunto e impedem os outros músculos de assumir seu papel fisiológico.

A lordose centralizada em L3, que por sua vez está alinhada com a coxofemoral, é considerada marca útil do psoas. Porém, pode tornar-se prejudicial em caso de hiperlordose.

Quando as marcas estão fixadas, verdadeiramente gravadas no corpo, torna-se necessário *remodelar esse corpo* para devolver-lhe sua boa fisiologia. No método das cadeias musculares e articulares G.D.S., o relaxamento das tensões não é o principal objetivo. Trata-se, sobretudo, de *transformar uma ação prejudicial em ação útil*. É um verdadeiro trabalho de reprogramação, que chamamos de **reacordagem [*réaccordage*] das tensões musculares recíprocas**.

Se for verdade que uma estrutura alterada entrava a função, não se deve esquecer que é sobretudo da função que decorre a estrutura. Em inúmeros casos, ainda que a estática pareça ser a fisiológica, o movimento pode estar malconduzido. Trata-se aí, principalmente, de **má utilização corporal**, que ao longo do tempo causará desordens, particularmente articulares.

Uma experiência a que costumamos recorrer nos estágios serve para ilustrar esse conceito: diferentes indivíduos se alinham de perfil, um atrás do outro, em fila. Combina-se que a um sinal eles avançarão para a frente. Em seguida, a um segundo sinal, interromperão imediatamente a ação, como se *congelassem* a imagem. Observamos que alguns indivíduos começam a recuar para uma posição enrolada em AM, outros se retificam em PA e aqueles de tipologia PM partem e não conseguem parar. É fácil constatar que cada um coloca nessa proposta a própria personalidade, ativando inconscientemente os músculos que exprimem suas pulsões psicocomportamentais.

Essa ativação dos músculos, nada tendo que ver com o movimento voluntário, pode ir contra ele. Isso é particularmente verdadeiro no nível do pivô primário da cadeia dominante.

Após tomar consciência do movimento mal executado, é indispensável reprogramar o gesto justo.

Com nosso ponto de vista explicitado, passaremos ao estudo dos diferentes músculos que fazem parte das cadeias ântero-laterais. Apontaremos as inserções e descreveremos as *diferentes marcas* específicas de cada um deles – tanto as úteis como as prejudiciais. Isso nos permitirá voltar à *noção de ponto fixo*, já desenvolvida no consagrado volume *Aspectos biomecânicos – Cadeias Musculares e Articulares, Método G.D.S.*

Quando for o caso, relembraremos de que maneira os músculos podem, no contexto que acabamos de evocar, falsear certos gestos da vida diária.

As cadeias ântero-laterais nos membros inferiores

Voltaremos um instante à noção de pivô primário que foi apresentada em *Aspectos biomecânicos – Cadeias Musculares e Articulares, Método G.D.S.* Descrevemos então o modo pelo qual as pulsões psicocomportamentais se materializam no corpo pela ativação de certos músculos de uma mesma *família*. Cada uma dessas pulsões dispõe de uma família de músculos específica para se exprimir, e cada uma dessas famílias se ativa em um local preciso do corpo. Denys-Struyf chama esse local de *pivô primário* da pulsão.

Figura 5

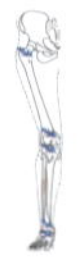

O pivô primário de AL localiza-se na altura da coxofemoral. Isto é, nessa região a pulsão se materializa preferencialmente e mais particularmente pela ativação das **fibras anteriores do glúteo médio e do pequeno glúteo**, que fixam a articulação coxofemoral em *flexão e rotação interna*.

Como mostra a figura 5, a flexão–rotação interna da coxofemoral (1) leva o conjunto do membro inferior para dentro: o fêmur carrega consigo o joelho para a rotação interna e para valgo (2); depois, por sua vez, a tíbia gira para dentro e obriga o pé a desabar em valgo (3).

É preciso não esquecer que *a articulação coxofemoral é primária nessa seqüência articular do membro inferior*.

Figura 6

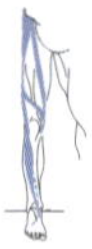

Em todos os segmentos desse membro inferior, diferentes músculos reagirão para frear o desequilíbrio.

Lembremo-nos que a tensão passa de músculo a músculo por via aponeurótica graças ao *reflexo miotático*. Um primeiro músculo coloca em tensão aquele ao qual está ligado, até constituir uma cadeia de tensão miofascial (figura 6).

Cada um dos músculos, ao aumentar seu tônus em reação, influenciará determinadas articulações, deixando nelas certas marcas. São essas marcas específicas que descreveremos em todos os segmentos desse membro inferior.

Na posição com carga, certos músculos do pé reagirão estimulados pelo alongamento que lhes impõe o desabamento do pé em valgo, sob influência do que ocorre na coxofemoral.

Figuras 7 e 8

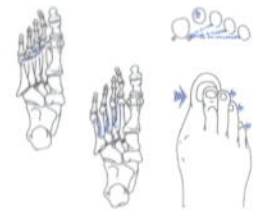

Essas imagens mostram os feixes transversos do curto adutor do hálux e os interósseos plantares, que têm uma ação comum na manutenção do arco anterior do pé.

Figura 5

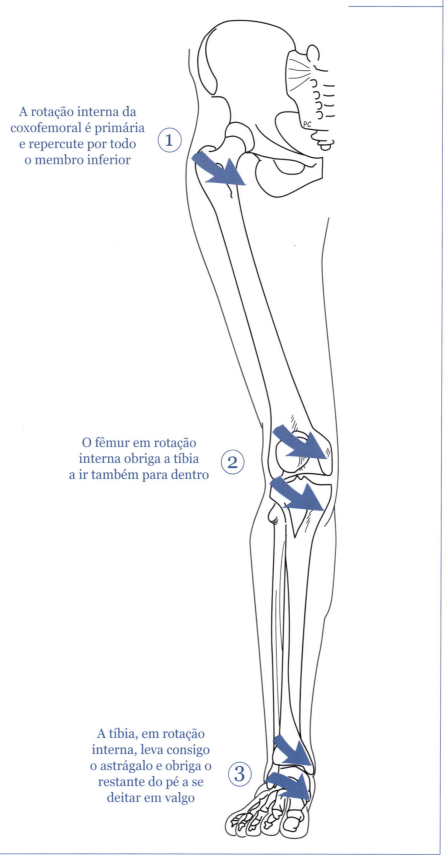

① A rotação interna da coxofemoral é primária e repercute por todo o membro inferior

② O fêmur em rotação interna obriga a tíbia a ir também para dentro

③ A tíbia, em rotação interna, leva consigo o astrágalo e obriga o restante do pé a se deitar em valgo

O feixe transverso do adutor do primeiro artelho se insere sobre o sesamóide interno, porém certos autores descrevem um prolongamento aponeurótico até a face externa do hálux.

Ele junta-se ao terceiro, ao quarto e ao quinto metatarsianos e até mesmo às cápsulas das articulações metatarsofalangianas desses três raios.

Por sua posição transversal e pela horizontalidade de suas fibras, esse músculo é levado a trabalhar em corda de arco, isto é, a aproximar suas duas extremidades. Podemos considerá-lo um verdadeiro *ligamento ativo do arco anterior do pé* (figura 7).

Como ele não se insere sobre o segundo raio, este é empurrado para cima e torna-se o ápice do arco anterior.

Essa é sua marca útil, porém seu excesso pode conduzi-lo a apertar exageradamente o antepé, obrigando o *segundo artelho a montar sobre o primeiro* (figura 8).

Os interósseos plantares estendem-se da base da primeira falange até a face interna do terceiro, do quarto e do quinto metatarsianos. Eles aproximam respectivamente os três últimos artelhos, reforçando a ação do precedente. Sua ação equilibra-se com a dos interósseos dorsais de PL, que separam os artelhos (figura 7).

No excesso, eles se associam ao feixe transverso do adutor do primeiro artelho e contribuem para fazer o *antepé estreito*, característico de AL. Eles provocam, por outro lado, um *quintus varus*, ao obrigar o quinto artelho a passar sob o quarto (figura 8). A ação combinada do adutor transverso do primeiro artelho e dos interósseos plantares pode favorecer o aparecimento de uma *síndrome de Morton*, só que nesse caso se trata de uma compressão nervosa por estreitamento excessivo do *espaço intermetatarsiano*.

Existe outra forma relacionada com a cadeia PM.

Figura 9

Essa imagem mostra os músculos lombricais na face plantar do pé e vistos de perfil na altura dos artelhos. Eles completam a ação dos músculos precedentes sobre o arco anterior.

Os músculos lombricais situam-se entre os tendões do longo flexor profundo dos artelhos, na face plantar do pé, nos quatro espaços intermetatarsianos.

Eles se juntam à face interna da base da primeira falange dos quatro últimos artelhos (se tomarmos como referência o eixo do corpo), assim como os tendões extensores correspondentes.

Eles recobrem os interósseos plantares e o adutor transverso do primeiro metatarsiano. Flexionam a primeira falange e alongam as duas outras, o que lhes permite também exercer o papel de *ligamento ativo do arco anterior*. Sua reprogramação é cansativa, mas freqüentemente necessária, em particular quando o arco anterior está achatado.

Figura 6

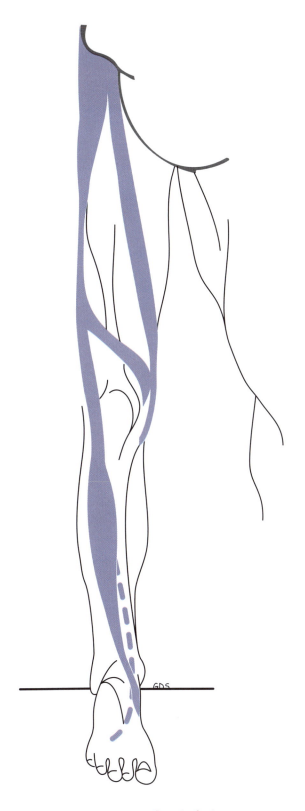

AL no membro inferior

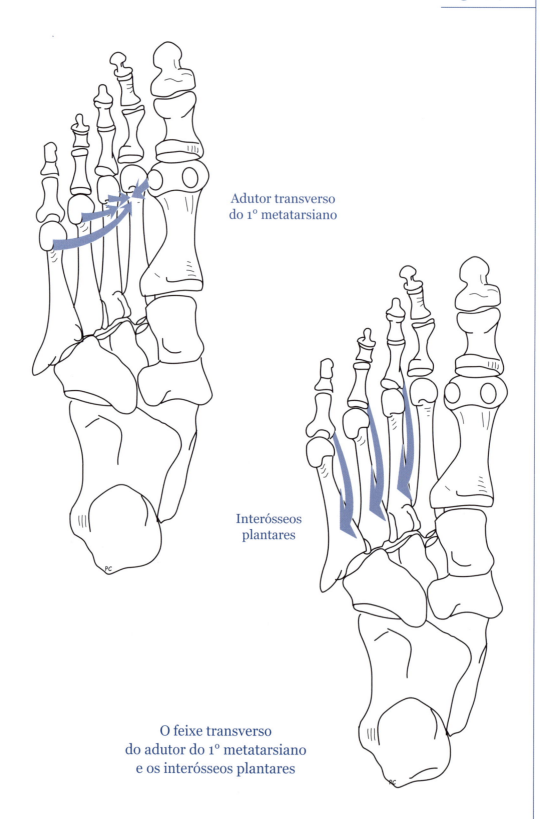

O feixe transverso
do adutor do 1º metatarsiano
e os interósseos plantares

Figura 8

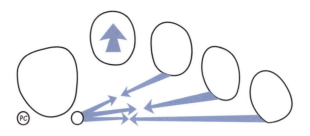

O feixe transverso do adutor do 1º metatarsiano
é um ligamento ativo do arco anterior do pé

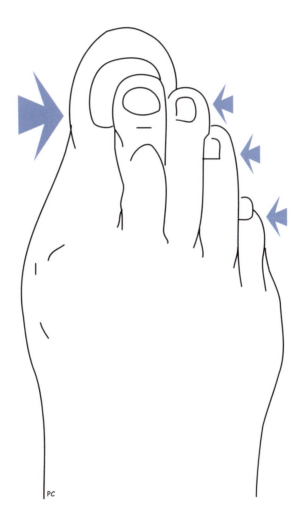

No excesso, os músculos de AL
estreitam exageradamente o antepé

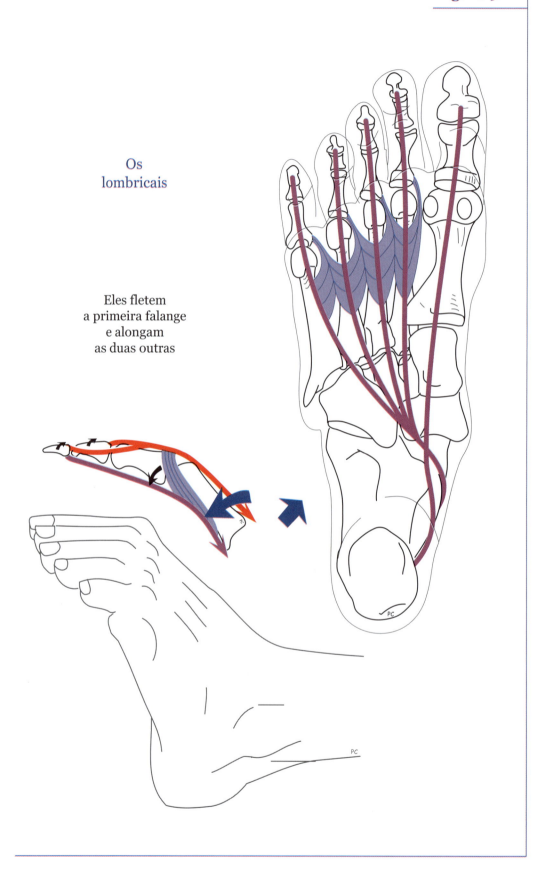

Figura 9

Os lombricais

Eles fletem a primeira falange e alongam as duas outras

Figura 10

Essa figura representa todos os músculos responsáveis pela compressão transversal do pé, como encontramos em uma tipologia AL.

Convém observar que os músculos representados em verde fazem parte da cadeia póstero-lateral (PL), porém nesse caso eles se associam a AL e reforçam seus efeitos.

O estreitamento do antepé faz a base do grande artelho desviar-se para fora, dando origem a uma forma de *hallux valgus*.

Já que essa forma associa a adução do hálux a um estreitamento de todo o antepé, inclusive dos metatarsos, ela é menos prejudicial do que a instalada por certos músculos das cadeias ântero-medianas, em que o afastamento do primeiro metatarsiano em abdução é dominante.

Figura 11

Vamos agora para o retropé, onde o músculo **tibial posterior** tem importante papel de ligamento ativo do cavo fisiológico do retropé.

A imagem mostra as inserções inferiores desse músculo. Ele se insere na face plantar do pé, sobre quase todos os ossos do retropé, com exceção do astrágalo e do primeiro e do quinto metatarsianos. Os artelhos, claro, estão excluídos. A extremidade inferior do músculo tibial posterior é formada por nove tendões que se inserem sobre nove ossos diferentes.

A contração de seu corpo muscular, como vemos na figura 11, tensiona seus tendões em pata de ganso e favorece o estreitamento dos ossos desse retropé. Os tendões recobrem os múltiplos ligamentos que unem esses ossos entre si. O tibial posterior pode, então, ser considerado *um ligamento ativo das articulações entre o calcâneo e o cubóide, o cubóide e o navicular, o navicular e os três cuneiformes, o segundo e o terceiro cuneiformes com o segundo e o terceiro metatarsianos e, enfim, o cubóide e o quarto metatarsiano.*

Estimulado pelo desabamento do pé para dentro, resultante da flexão–rotação interna do quadril, o tibial posterior tenta manter o cavo fisiológico do retropé.

Figura 12

O **navicular** e o **cubóide** são, respectivamente, as cunhas (*chave de abóbada*) que solidificam os arcos longitudinais interno (a) e externo (b), e articulam-se um com o outro.

A osteopatia atribui grande importância ao posicionamento desses ossos, considerando-os uma das cunhas de estabilização do corpo inteiro.

Do ponto de vista das cadeias G.D.S., a **dupla cubóide-navicular** está sob o controle das cadeias AL e PL. Porém, mais particularmente de AL, que, pela ação do **tibial posterior**, tem aí um papel primordial. Desse músculo dependem as posições respectivas dos dois ossos para manter um verdadeiro *arco transverso do retropé* (c).

O fibular lateral (ou peroneiro lateral), que faz parte da cadeia póstero-lateral, pode então se aproveitar do cubóide como polia de reflexão e tornar-se sinérgico do tibial posterior (1). Esse é um belo exemplo de complementaridade entre cadeias antagonistas; porém, uma carência de atividade do tibial posterior priva o **longo fibular lateral** dessa polia de reflexão e traciona o cubóide para rotação interna, favorecendo assim o desabamento desse retropé, como acontece no pé chato (2).

O excesso de atividade nas cadeias ântero-laterais favorece, ao contrário, uma *acentuação desse arco transversal do retropé* (3), reforçando a impressão de estreitamento transversal, próprio de AL.

Como veremos mais adiante, isso não impede que o pé se acomode globalmente em valgo sob ação do pequeno glúteo no quadril, que obriga o fêmur a cair para dentro, seguido pela tíbia e pelo pé.

Figura 13

As **inserções superiores do tibial posterior** estão aqui representadas. Seu corpo muscular está situado em profundidade e na face posterior da perna, onde adere à membrana interóssea. Junta-se à *metade posterior da face medial da fíbula*, atrás da membrana interóssea, e aos dois terços superiores da face posterior da tíbia.

Insere-se igualmente sobre a *face posterior da membrana interóssea*, em cuja face anterior introduz-se o **tibial anterior**, que também faz parte da cadeia ântero-lateral.

Esse desdobramento entre as partes anterior e posterior, que reencontraremos também no antebraço com os palmares e os radiais, é típico das cadeias ântero-laterais.

O tibial posterior serve de freio à queda da estrutura óssea da perna para a frente, e o tibial anterior freia sua queda para trás. Lembremo-nos que o equilíbrio ântero-posterior (AP) do membro inferior – e, portanto, do conjunto ósseo da perna – é, como todo equilíbrio, fruto de pequenas recuperações após um desequilíbrio, sob forma de oscilações permanentes, sobretudo no plano sagital.

Por serem antagônicos no plano sagital, eles devem partilhar o território:

O tibial posterior tem ação preponderante sobre a fíbula, que ele solicita para a rotação externa (figuras 13-a e 13-c).

O tibial anterior tem ação preponderante sobre a tíbia, que ele solicita para a rotação interna (figuras 13-b e 13-c).

Figura 10

Pé afilado AL

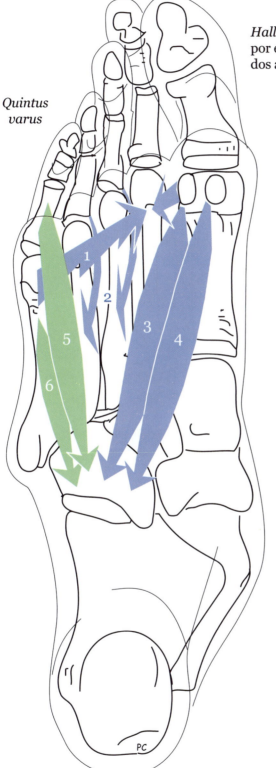

Hallux valgus por estreitamento dos artelhos

Quintus varus

Músculos de AL:

1. Adutor transverso do primeiro metatarso
2. Interósseos plantares
3. Curto flexor do primeiro metatarso
4. Opositor do adutor transverso

Músculos de PL:

5. Opositor
6. Curto flexor do quinto metatarso

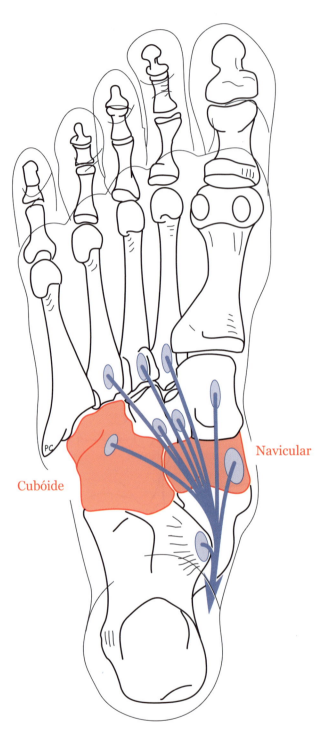

Inserção do tibial posterior
na planta do pé

ERRATA DA FIGURA 12, PÁGINA 35.

Figura 12

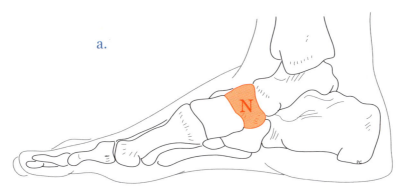

O navicular (escafóide) é a peça apical
do arco longitudinal interno (chave de abóbada)

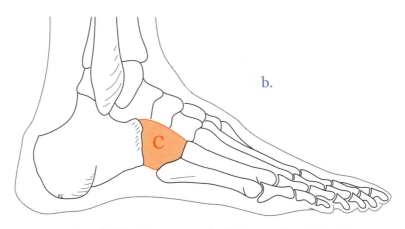

O cubóide é a peça apical (chave de abóbada)
do arco longitudinal externo

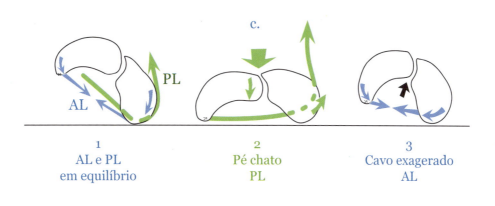

FAVOR CONSIDERAR ESTA MESMA ILUSTRAÇÃO
NA DESCRIÇÃO DA FIGURA 12, PÁGINA 31.

Figura 12

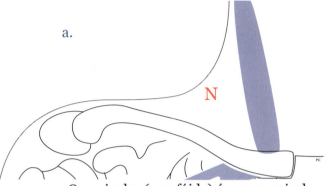

O navicular (escafóide) é a peça apical
do arco longitudinal interno (chave de abóbada)

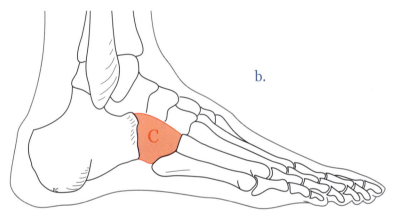

O cubóide é a peça apical (chave de abóbada)
do arco longitudinal externo

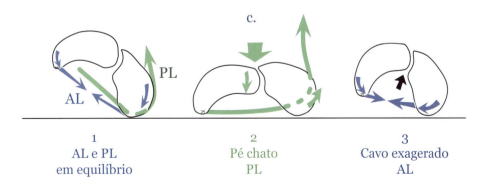

1
AL e PL
em equilíbrio

2
Pé chato
PL

3
Cavo exagerado
AL

Figura 13

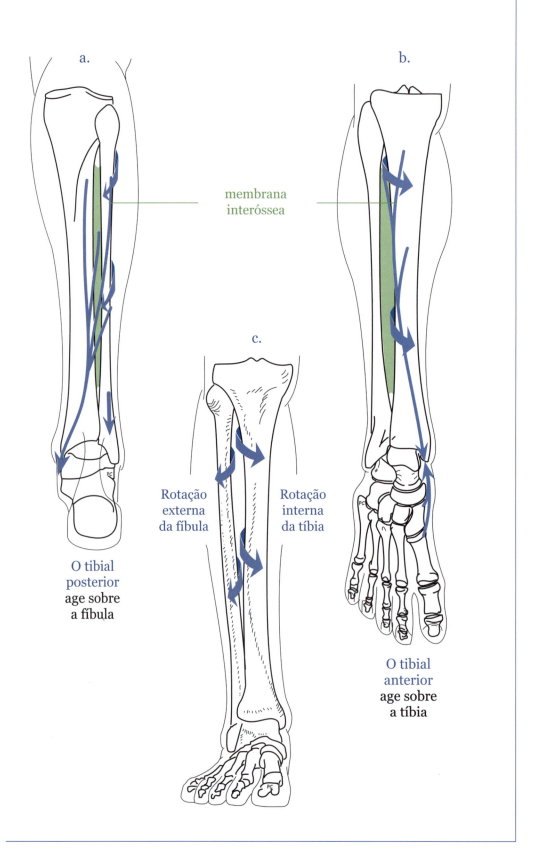

36   Philippe Campignion

Figura 14

Essa tendência será reforçada em caso de excesso de tensão nas cadeias ântero-laterais; *a fíbula bloqueia-se atrás e embaixo* em relação à tíbia (figura 14-a). Podemos então observar no raio x uma aproximação da parte média da fíbula com relação à tíbia. A morsa se aperta, encaixando ainda mais a polia representada pelo astrágalo, que é mais largo na frente do que atrás.

O astrágalo fica obrigado a deslizar para a frente (figura 14-b). Essas duas lesões da fíbula e do astrágalo são bem conhecidas dos osteopatas. O astrágalo perde, nesses casos, a possibilidade de recuar na morsa durante a dorsoflexão do pé, que fica limitada.

Figura 15

O astrágalo ou tálus, espremido entre os dois maléolos, fica obrigado a acompanhar a tíbia em sua rotação interna e desliza para dentro em relação ao calcâneo, instalando aí uma lesão em divergência na articulação subastragaliana.

Figura 16

As inserções inferiores do tibial anterior estão aí representadas (a). Elas se fazem sobre *a parte lateral do primeiro cuneiforme, assim como sobre a face externa da extremidade posterior do primeiro metatarsiano*.

Numerosos autores atribuem a esse músculo um papel preponderante na *manutenção do arco longitudinal interno* do pé, cujo elemento apical (*chave de abóbada*) é o navicular, sobre o qual o tibial anterior não se insere. Embora o navicular tenha um papel na manutenção do arco, consideramos o do músculo curto abdutor do primeiro metatarsiano mais importante nesse caso. Ele faz parte da cadeia ântero-mediana.

Temos observado na prática que, a cada vez que ocorre hiperatividade nas cadeias ântero-laterais, há uma lesão osteopática sob forma de compressão articular entre o navicular e o primeiro cuneiforme (1), ou entre o primeiro cuneiforme e o primeiro metatarsiano (2), ou nos dois locais. *Isso acarreta uma falta de flexão do primeiro metatarsiano, o que compromete a ancoragem da base do hálux no solo*. O tibial posterior, por sua vez, freqüentemente chega a *subluxar o navicular para baixo*, salientando seu tubérculo (3).

Há um *ponto revelador de hiperatividade da cadeia AL* na inserção do tibial posterior, sobre o tubérculo do navicular ou sob o primeiro cuneiforme (b).

Figura 14

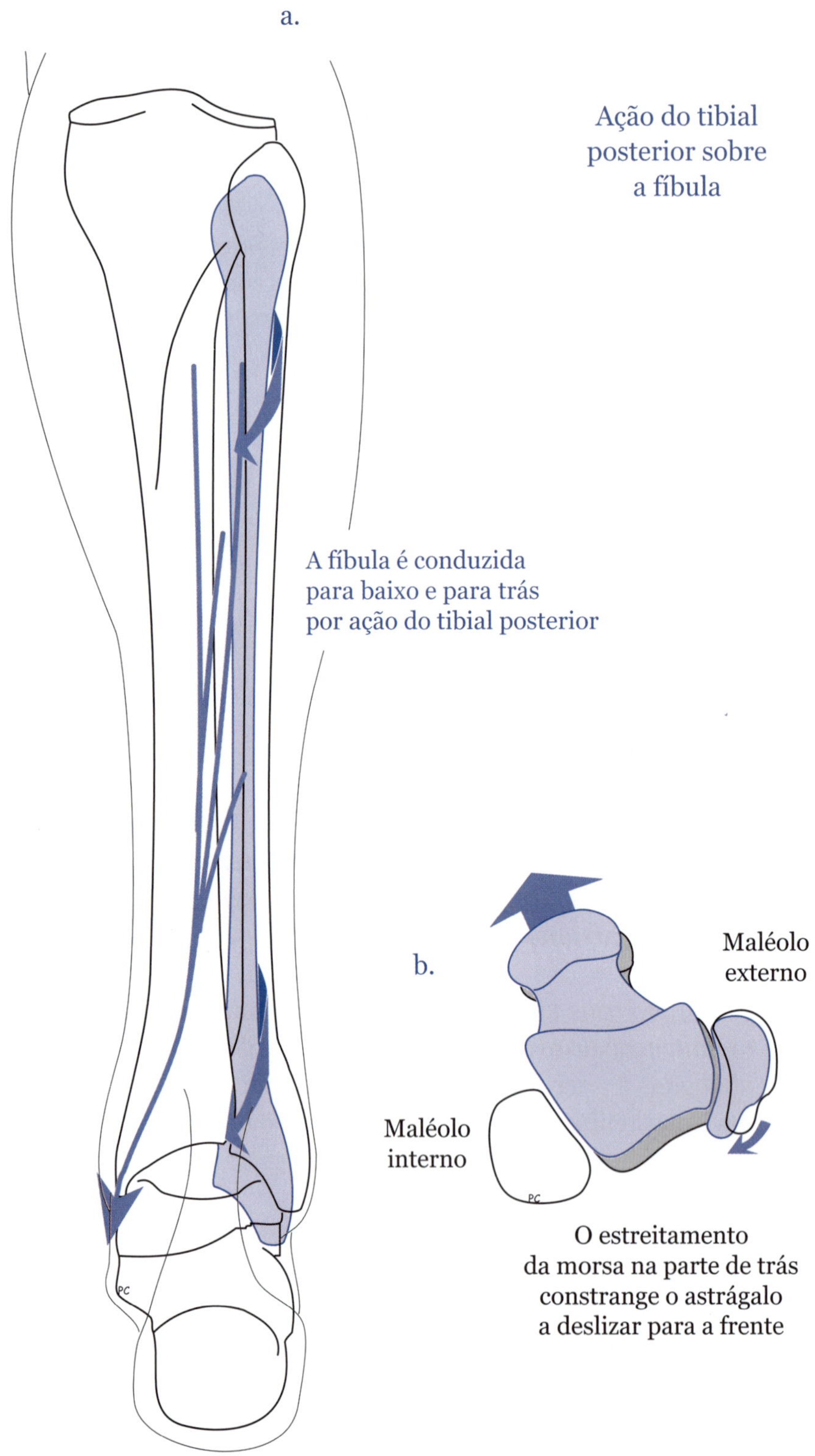

a.

Ação do tibial
posterior sobre
a fíbula

A fíbula é conduzida
para baixo e para trás
por ação do tibial posterior

b.

Maléolo
externo

Maléolo
interno

O estreitamento
da morsa na parte de trás
constrange o astrágalo
a deslizar para a frente

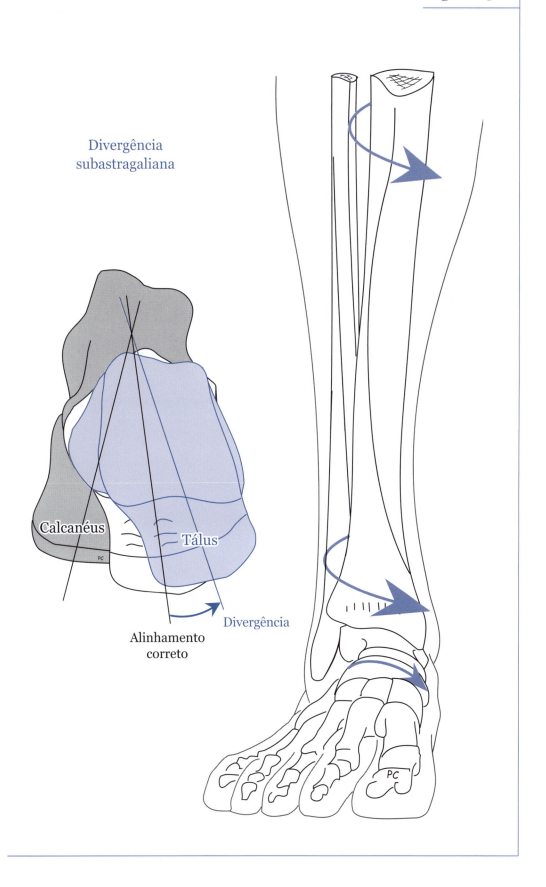

Figura 15

Divergência subastragaliana

Calcanéus — Tálus

Divergência

Alinhamento correto

Cadeias ântero-laterais 39

Figura 16

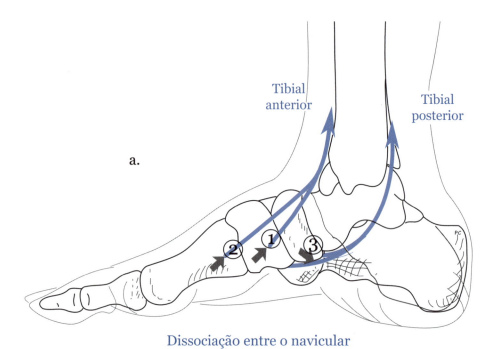

a.

Dissociação entre o navicular
e o primeiro cuneiforme

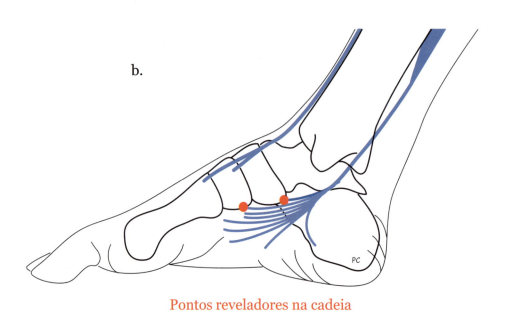

b.

Pontos reveladores na cadeia
de AL da face interna do pé

Figura 17

 Os dois músculos que acabamos de analisar têm ações diferentes ao trabalhar em cadeia cinética fechada (com carga) ou em cadeia cinética aberta (sem carga).

Trabalhando **com carga** e no caso de excesso de atividade em AL, a ação do peso somada à do pequeno glúteo, que aferrolha o quadril em flexão/rotação interna, obriga o pé a bascular em valgo (a). Os músculos tibiais anterior e posterior são obrigados a tomar ponto fixo embaixo, ainda que seja um ponto semi-fixo, já que suas inserções inferiores são em *pata de ganso*.

O tibial posterior, lutando contra o desabamento do pé em valgo, comprime todos os ossos sobre os quais se insere (a). É isso que explica que, a despeito do aspecto de pé chato com carga, uma impressão plantar no podoscópio revela um cavo exagerado do retropé.

O tibial anterior, tentando manter a qualquer preço o arco longitudinal interno, termina por subluxar o primeiro cuneiforme em relação ao navicular (escafóide) ou o primeiro metatarso em relação ao primeiro cuneiforme, conforme o caso (a).

De trás com carga, observamos um valgo do calcâneo, assim como uma inclinação do conjunto ósseo da perna para o interior, graças à presença de um *joelho valgo*.

Sem carga os músculos tibiais retomam ponto fixo em cima e, aliviados das influências do peso e do pequeno glúteo sobre o quadril, levam consigo o pé, globalmente, em varo (b).

Isso é fisiológico durante a marcha, pois, em um primeiro momento, o calcanhar atinge o chão pelo bordo externo. Em um segundo momento, o primeiro metatarsiano e o hálux basculam para dentro e, para terminar o passo, o hálux é o último a deixar o chão. Passa-se, portanto, sucessivamente de um varo global do pé a uma combinação de varo do retropé e valgo do antepé, terminando em valgo global.

Nos casos de excesso de atividade nas cadeias ântero-laterais, o passo dá a partida por excesso de rotação interna do quadril, e o joelho vai para dentro. O pé é levado a um varo exagerado e em rotação interna (figura 17-b – foto). Isso explica *o fato de o salto dos sapatos se gastar mais no lado externo do calcanhar*, e não no lado interno – como esse valgo global do pé, observado em posição ereta, poderia levar a pensar (figura 17-b – foto).

Além do mais, lembremo-nos que a dorsoflexão do tornozelo está limitada pelo estreitamento da morsa tibiofibular. Isso constitui um *terreno favorável às entorses recorrentes do ligamento lateral externo da articulação tibiotársica*.

Figura 17

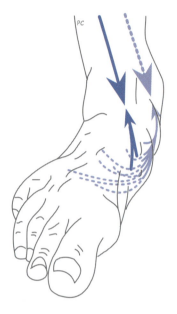

a.
Valgo
com carga

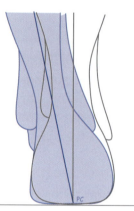

Valgo do calcâneo
e valgo da tíbia AL

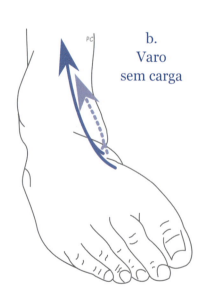

b.
Varo
sem carga

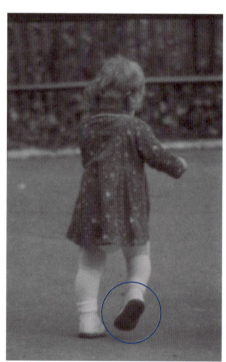

Figura 18

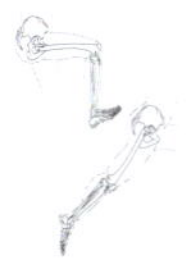

Essa figura ilustra a maneira como se processam as rotações dos diferentes segmentos do membro inferior no desenrolar do passo.

No passo anterior:
O fêmur é fisiologicamente acionado em *rotação externa* com a *flexão* do quadril.
A *tíbia* coloca-se em *rotação* interna relativamente ao fêmur.
O *pé* atinge o chão em *varo*, começando pelo calcanhar.

No passo posterior:
O *fêmur* é acionado em *rotação interna* pelos ligamentos anteriores da articulação coxofemoral (Bertin) alongados pela extensão.
A *tíbia* efetua uma rotação *externa*.
O *pé* deixa o chão em *valgo* e pelo hálux.

Entre os dois momentos, existem as torções fisiológicas de que tratamos em *Aspectos biomecânicos – Cadeias Musculares e Articulares, Método G.D.S.*

Figura 19

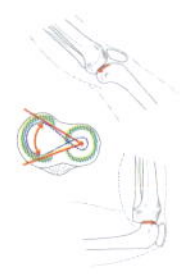

A dinâmica *contraditória* do fêmur e da tíbia é amortecida na articulação do joelho por um deslocamento diferente dos dois côndilos sobre as superfícies articulares dos platôs tibiais, diferentes em sua forma.

Os côndilos combinam os movimentos de rolamento e deslizamento sobre os platôs tibiais (a) e (b).
A superfície articular tibial interna é mais importante ântero-posteriormente do que a externa (c). O menisco interno tem a forma de C, enquanto o externo tem a forma de O. Isso favorece um deslocamento maior do côndilo interno sobre o platô tibial interno (c).
A rotação externa que acompanha a flexão do quadril é, pois, amortecida na altura do joelho por esse deslocamento maior do côndilo interno sobre o platô interno, ao mesmo tempo que o externo (côndilo e platô) serve de eixo para esse movimento, de certo modo.

O excesso de atividades nas cadeias ântero-laterais contraria essa mecânica de precisão, logo de início, na altura da *coxofemoral, que dá a partida para o passo em rotação interna em lugar de para o passo em rotação externa*.
O pé inicia o passo em excesso de varo e mantém essa posição até o fim do passo posterior, inclusive porque a flexão dorsal está limitada. Esta não se desenrola, o que instabiliza a tibiotársica particularmente na passagem do passo anterior ao posterior. É grande o risco de *torcer o pé*.

O joelho não é poupado, pois o valgo que se mantém também durante essa passagem o torna instável, solicitando os ligamentos laterais internos, freios de *bocejo [bâillement] femorotibial interno*.

Grande parte dos problemas do joelho deve-se às anomalias de torção nos diferentes segmentos do membro inferior. Estas dependerão da dominância dessa ou daquela cadeia muscular sobre tal ou qual segmento, não sendo a divisão de território sempre eqüitativa.

Figura 20

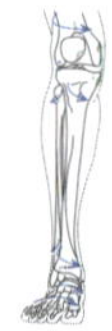

Essa figura reúne todas as marcas estáticas que as cadeias ântero-laterais em excesso de tensão podem gravar na perna e no joelho.

Reencontramos aí a rotação interna do fêmur e da tíbia, que carrega o joelho em valgo e favorece o *bocejo da interlinha femorotibial interna*, com risco de distensão do ligamento lateral interno (1). Do outro lado, o pinçamento da interlinha femorotibial externa pode levar a processos de degeneração artrósica (2).

A tíbia é globalmente mantida em rotação interna, enquanto a fíbula é globalmente mantida em rotação externa e para baixo. O estreitamento da morsa tibiofibular que se segue acarreta uma subluxação anterior do astrágalo, que bascula igualmente para dentro em relação ao calcâneo.

O pé é deitado globalmente em valgo. Porém, lembremo-nos que ele é diferente do verdadeiro pé chato, o qual veremos com as cadeias póstero-laterais. Nesse caso, o cavo do retropé está sempre presente, ou mesmo em excesso, e ao passar para a posição sem carga dá lugar a um pé em varo. Por isso o chamamos de *falso pé chato*.

Figura 21

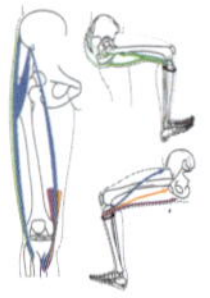

A passagem de tensão para o quadril é feita pelos elementos que suspendem a tíbia ao ilíaco: o **sartório**, internamente, e o **trato iliotibial (Maissiat)**, subtensionado pelo **tensor da fáscia lata**, do lado de fora.

Esses dois músculos comportam-se como verdadeiras rédeas. A eles é preciso juntar o reto interno de AM e o semitendinoso de PM, igualmente responsáveis pela rotação interna da tíbia.

Do lado externo, encontraremos a fáscia lata, que está sob ação de AL e PL. AL a subtensiona para a frente pelo músculo tensor da fáscia lata e pelas fibras superficiais do grande glúteo; PL a subtensiona para trás. Na dinâmica, a fáscia lata obedece principalmente a PL e, assim como o bíceps femoral que se insere sobre a cabeça da fíbula, favorece a rotação externa do conjunto ósseo.

É evidente que toda a dominância de uma cadeia em relação a outra terá conseqüências sobre o modo como será guiado no espaço esse conjunto ósseo

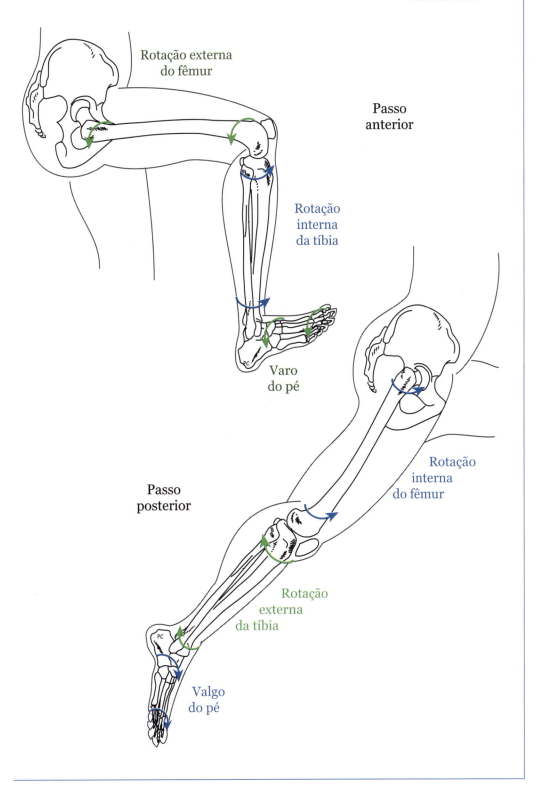

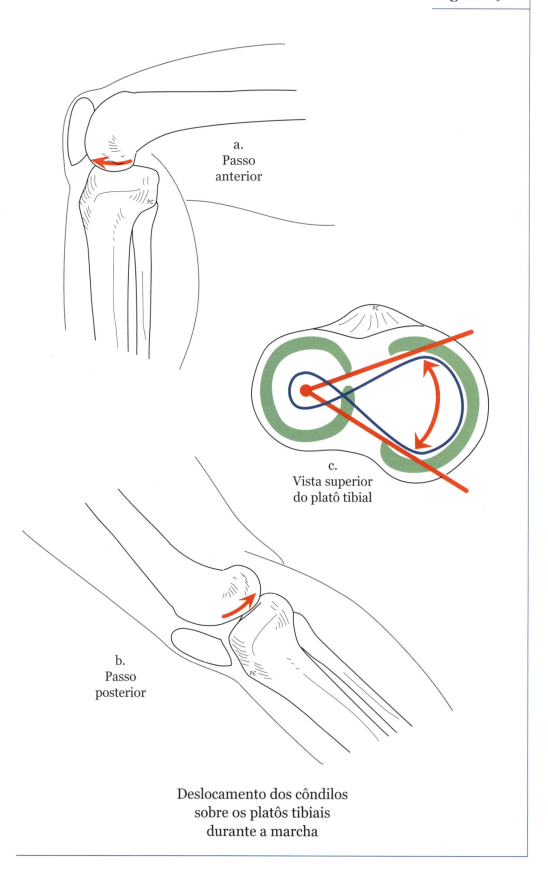

Figura 19

a. Passo anterior

c. Vista superior do platô tibial

b. Passo posterior

Deslocamento dos côndilos sobre os platôs tibiais durante a marcha

46 Philippe Campignion

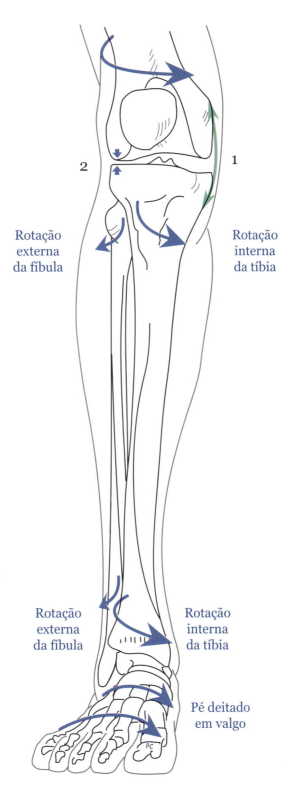

Recapitulação das marcas de AL
sobre o esqueleto da perna e sobre o pé

da perna. No passo anterior, ele poderá ser conduzido em rotação interna excessiva, no caso de uma AL dominante ou de um excesso de PM. Ou poderá ser conduzido em rotação externa, no caso de excesso de PL.

O sartório parte da região da *pata de ganso na face interna da tíbia*, onde encontra um músculo de AM, o grácil (reto interno), e um músculo de PM, o semitendinoso. No alto, junta-se à *espinha ilíaca ântero-superior*, após ter contornado a face interna da coxa.

Trabalhando com o ponto fixo embaixo, age como um típico músculo AL e favorece a *anteversão do ilíaco* (contranutação, desde que o sacro permaneça fixo).

Trabalhando com o ponto fixo no alto, *flete a perna em relação à coxa, com um componente de rotação interna; e flete a coxa sobre a bacia, com um componente de rotação externa.*

Na marcha, mais precisamente no passo anterior, ele participa da flexão do quadril, *favorecendo a rotação externa do fêmur e a da tíbia.*

De um ponto de vista mais estático, o sartório ajusta a posição do ilíaco à do joelho ou a do joelho em relação ao ilíaco. Quando a tíbia está aferrolhada em *recurvatum* por ação de PM, o sartório reage e se associa a outros músculos na tentativa de *antebascular o ilíaco*, cujo efeito traz alívio à articulação sacroilíaca. Esta, nesse contexto PM, é hiper-solicitada em nutação pelo desencaixe do sacro, que se horizontaliza entre os ilíacos.

Quando o ilíaco é mantido em retrobáscula por PL, o sartório tende a fletir o joelho. Por essa razão, as dores em sua inserção tibial são muito freqüentes na coxartrose expulsiva, que resulta de um excesso de PL.

Figura 22

O trato iliotibial, também chamado fáscia lata ou banda de Maissiat, é um reforço da aponeurose femoral superficial na parte externa. Estende-se da aponeurose glútea, no alto, ao tubérculo de Gerdy sobre a tíbia, embaixo. De certo modo, ele pendura a tíbia no ilíaco.

Ele recebe em cima as fibras de dois outros músculos:

- O tensor da fáscia lata, de AL, localizado na parte da frente e que se junta à espinha ilíaca ântero-superior.
- As fibras superficiais do grande glúteo de PL, atrás.

Por essa razão, consideramos o trato iliotibial um ponto de encontro entre as duas cadeias AL e PL, um elemento misto, *com sua parte anterior dando passagem às imposições de AL para baixo, e sua parte posterior dando passagem às de PL para cima.*

Figura 21

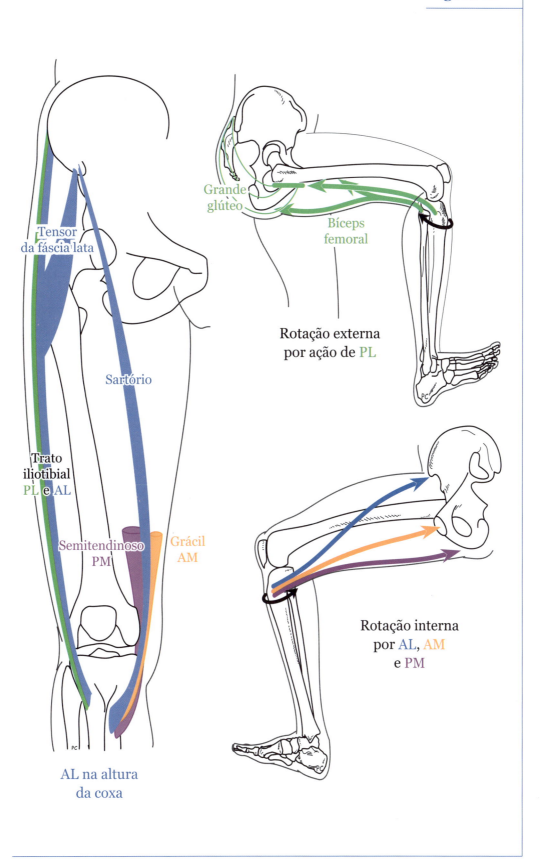

Cadeias ântero-laterais 49

Essas imposições de sentidos opostos talvez expliquem o espessamento da aponeurose femoral nessa região. Encontramos essa relação de causa e efeito em muitas outras regiões do corpo. De fato, as competições entre as duas cadeias com freqüência criarão um espessamento da fáscia e uma tensão maior sobre a aponeurose femoral superficial.

Segue-se a compressão dos pequenos vasos perfurantes, que se traduz pelo aparecimento de *varicosidades* superficiais nas partes inferior e externa da coxa.

Por isso, essa região é estratégica sempre que se trata de harmonizar as tensões recíprocas entre AL e PL, que se juntam nesse ponto.

Figura 23

Chegamos ao **pequeno glúteo** (1), que deu início a tudo, pois é o *instrumento de manifestação de um comportamento relacional AL na altura da coxofemoral,* que é *seu pivô primário.* Esse músculo se abre em leque partindo da face externa do grande trocanter para encontrar em cima a parte mais anterior da crista ilíaca e a parte da fossa ilíaca externa, situada à frente da linha curva anterior. Suas fibras são de AL, como as fibras mais anteriores do **glúteo médio** (2). Não é raro que certas fibras de um mesmo músculo façam parte de determinada cadeia e outras fibras pertençam a uma cadeia diferente. É necessário recordar que o recrutamento em uma cadeia se dá pelo tensionamento de músculo após músculo, desde que eles estejam unidos por suas aponeuroses ou desde que a direção de suas fibras seja a mesma.

As fibras mais posteriores do glúteo médio fazem parte de PL, pois são oblíquas para trás e para cima (3). As fibras mais anteriores desse mesmo glúteo médio são oblíquas para baixo e para trás, com ponto fixo embaixo, seguindo a mesma direção de fibras do pequeno glúteo, o que as torna mais aparentadas a AL (2).

Elas se tensionam da face externa do grande trocanter até a espinha ilíaca anterior e superior e a fossa ilíaca externa acima da linha curva anterior.

Figura 24

Essa figura mostra uma hemibacia direita no plano horizontal, como se estivéssemos olhando nossa própria bacia.

AL e PL dividem harmoniosamente o território na altura do osso ilíaco e da coxofemoral. Os músculos dessas duas cadeias participam da *torção fisiológica do osso ilíaco.*

- **O quadrado femoral de PL** age sobre o fêmur, cuja *extremidade superior ele mantém em rotação externa* (1), mas controla igualmente o afastamento do ísquio (2), de algum modo induzindo uma *rotação interna do ramo isquiopubiano* (3).

- **O pequeno glúteo e as fibras anteriores do glúteo médio**, beneficiando-se de um ponto fixo no fêmur, que está em rotação externa (por PL), realizam a *exposição (abertura) da asa ilíaca* (4) *na frente.*

Figura 22

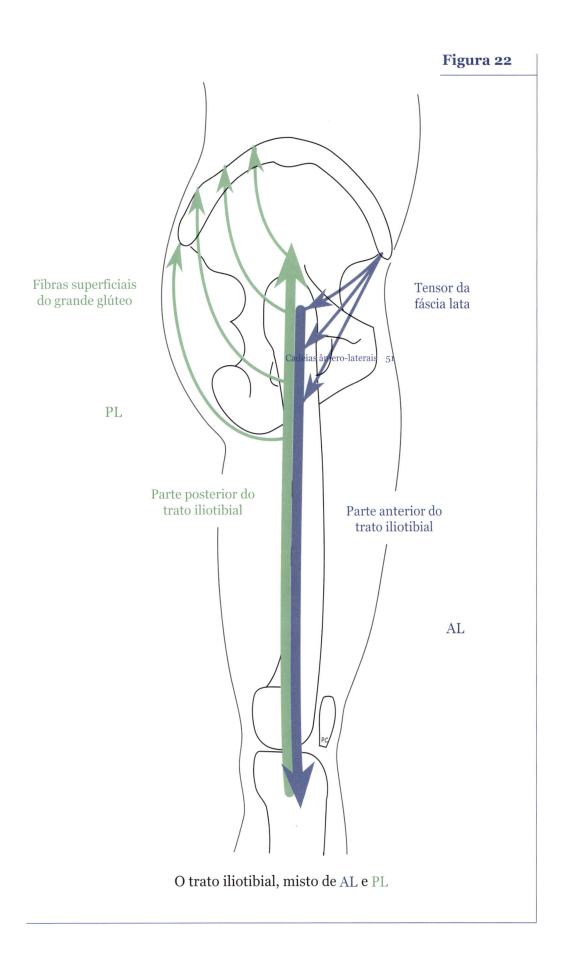

O trato iliotibial, misto de AL e PL

Figura 23

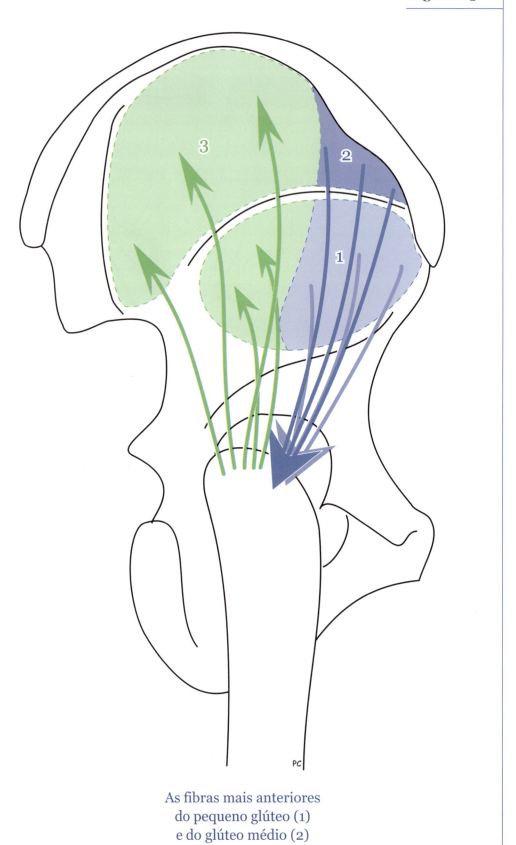

As fibras mais anteriores
do pequeno glúteo (1)
e do glúteo médio (2)

Essa torção é fisiológica e contribui para dar ao osso ilíaco certa rigidez. O ponto de torção máximo situa-se no fundo do acetábulo. Infelizmente, a divisão de território na complementaridade de ações não é sempre tão eqüitativa. Não raro, uma dessas duas cadeias adquire poder sobre a outra, obrigando esta a instalar-se em outro local.

O excesso de atividade nas cadeias pode transformar o antagonismo-complementaridade em antagonismo-dualidade.

Figura 25

Essa figura mostra as **diferentes ações possíveis do músculo pequeno glúteo** relacionadas ao grau de tensão e a pontos fixos diferentes. Isso é válido igualmente para as fibras anteriores do glúteo médio.

Em (a) vemos uma *divisão harmoniosa do território entre PL e AL*, representada aqui no plano frontal. AL toma ponto fixo embaixo e se contenta em expor a asa ilíaca na frente.

Em (b), AL se excede, embora sempre com o ponto fixo embaixo. O osso ilíaco não está mais em posição vertical, apresentando-se antebasculado (*contranutação*). Essa *marca* continua *aceitável* desde que PL consiga manter a rotação externa proximal do fêmur.

Em (c), AL invade todo o território: expõe excessivamente o osso ilíaco a ponto de *frontalizá-lo* e leva-o para a *contranutação*. Além disso, *flete o fêmur e gira-o para dentro*. Essa *ação é prejudicial* para PL, que não consegue mais deixar aí sua marca útil.

Em (c), AL *trabalha em corda de arco* e concentra todo o poder sobre PL, que se apresenta distendido.

Figura 26

Voltemos ao plano horizontal para compreender o mecanismo de certas coxartroses.

Em (a) encontramos a mesma divisão eqüitativa de território da figura 24, *a coxofemoral está perfeitamente coaptada*.

Em (b) AL domina pelo pequeno glúteo e pelas fibras anteriores do glúteo médio, que tomaram o poder sobre o fêmur, aferrolhando-o em flexão–rotação interna.

A *compressão intra-articular é forte* e favorece o surgimento de uma **coxartrose protrusiva**. Observamos que ela começa geralmente por um pinçamento polar superior (c), visível desde o início, antes mesmo que apareçam os sinais de artrose.

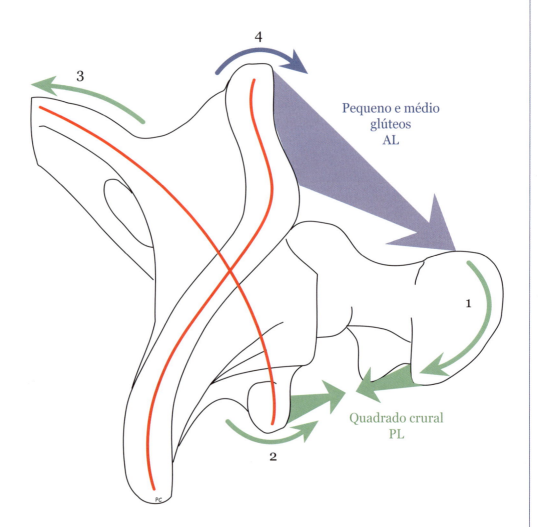

Torção fisiológica
do osso ilíaco
vista pelo observador

Figura 25

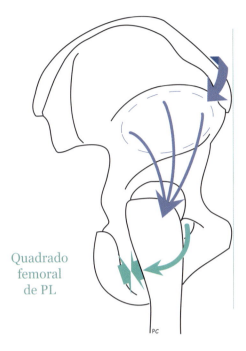

a.
Ponto fixo embaixo:
exposição total
do ilíaco

Quadrado
femoral
de PL

O pequeno glúteo

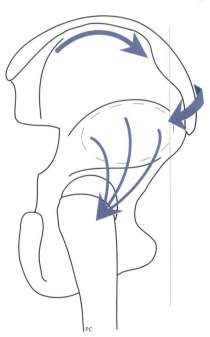

b.
Excesso de ponto fixo embaixo:
frontalização e contranutação
do ilíaco

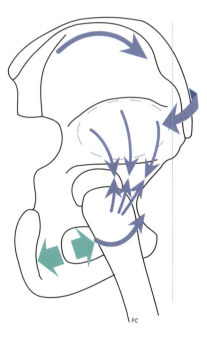

c.
Trabalho em corda de arco:
frontalização e contranutação
do ilíaco, flexão–rotação
interna do fêmur

Cadeias ântero-laterais 55

Figura 26

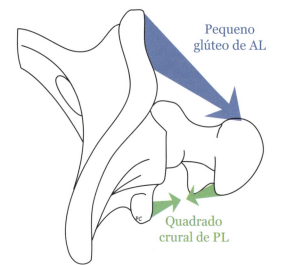

a.
Coxofemoral
fisiológica

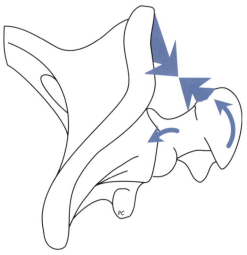

b.
Coxartrose
protrusiva

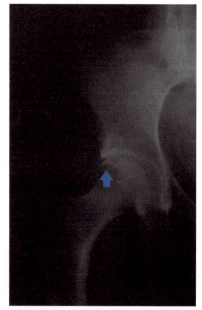

c.
Pinçamento polar
superior
AL

56 Philippe Campignion

Figura 27

Essa figura constitui uma recapitulação de todas as marcas AL no membro inferior. É o que chamamos de **seqüência mecânica AL**.
Não me parece útil entrar em pormenores novamente, porém é necessário lançar um olhar mais atento ao joelho. A flexão–rotação interna do fêmur puxa-o para dentro em posição de valgo.

Esse **joelho valgo** não é um valgo verdadeiro, pois acontece pouco no plano frontal e acontece muito no plano horizontal das rotações. No livro *Aspectos biomecânicos – Cadeias Musculares e Articulares, Método G.D.S.* descrevemos outra forma de joelho valgo resultante de tensões associadas das cadeias antero-medianas (AM), póstero-medianas (PM) e póstero-laterais (PL), cuja resultante no joelho manifesta-se sobretudo no plano frontal.

Não obstante, segue-se a ele um *"bocejo" da interlinha articular femorotibial que, com o tempo, fragiliza o ligamento lateral interno* do joelho. No lado oposto observamos uma *compressão da interlinha femorotibial em sua parte externa que, por vezes, evolui para artrose*.

Ainda não falamos da rótula que se encontra, nesses casos, em má posição. Com efeito, a flexão de quadril presente por vezes em AL obriga o indivíduo a fletir o joelho, favorecendo a **compressão femoropatelar**. São freqüentes as dores nos joelhos e os sinais de artrose.

Figura 28

Em uma seqüência mecânica AL, **a rótula se sujeita à luxação externa**. Porém, se olharmos mais de perto, perceberemos que não é ela que está em má posição, mas sim o fêmur e a tíbia subjacente.

Não é a rótula que está luxada, mas o fêmur e a tíbia que estão fora do eixo.

Na maior parte dos casos a rótula é solidária ao fêmur, com os músculos vastos interno e lateral estabilizando-a lateralmente. Entretanto, é forçoso constatar que o número de músculos capazes de puxá-la para fora é maior do que aqueles capazes de trazê-la para dentro, sobretudo quando fêmur e tíbia estão em valgo.

O vasto lateral de PL (1) insere-se na parte externa da base da rótula e contorna o fêmur por fora para juntar-se posteriormente ao lábio externo da linha áspera. Ele traciona a rótula para fora.

O vasto intermédio de AP (2) estende-se da base da rótula aos três quartos superiores da face externa e anterior do fêmur. Dada a obliqüidade do fêmur, esse músculo tem também um componente de tração para fora.

O vasto medial de AP (3) insere-se na parte interna da base da rótula e contorna o fêmur por dentro para juntar-se ao lábio interno da linha áspera posterior. É o único a solicitar a rótula para dentro.

O reto femoral (4) suspende a rótula mais ou menos no prumo da espinha ilíaca anterior e inferior.

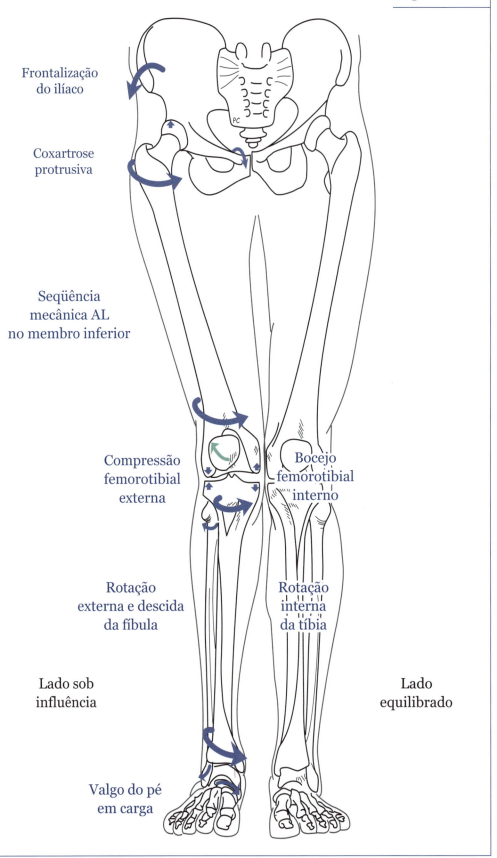

Figura 27

58 Philippe Campignion

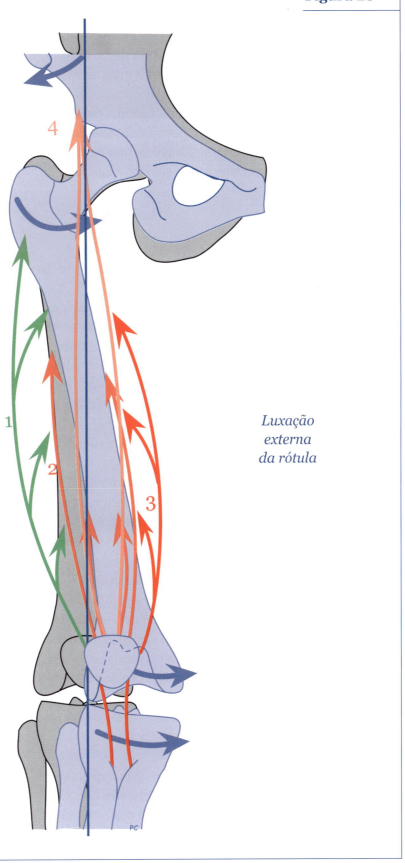

Figura 28

Luxação externa da rótula

Cadeias ântero-laterais 59

Figura 29

Seja qual for o caso, o fato é que a rótula não está mais na mesma linha do sulco (garganta) da polia femoral. Ela encontra-se em contato com sua vertente externa, a mais saliente, fato que conduzirá a uma *deterioração da cartilagem e a modificações artrósicas subpatelares*.

Na deambulação ou na corrida, os indivíduos que funcionam em AL *fazem seus joelhos entrarem* para a linha média, fato que favorece a real luxação dessa rótula, que subitamente passa para fora da vertente externa da polia femoral, lesando os tecidos moles periarticulares.

Figuras 30 e 31

O quadríceps é antes de tudo um músculo da ereção vertebral.

Nos problemas de joelho, mais particularmente nos de rótula, são prescritas com freqüência sessões de musculação para os quadríceps.

A motivação inicial é melhorar a estabilidade lateral da rótula por meio da reprogramação das ações específicas de cada um dos vastos – mais especificamente do vasto medial, que é o único a poder reconduzir a rótula para dentro. Algumas técnicas, como a de Hettinger-Müller, satisfazem muito bem esse objetivo. Por outro lado, quando essa musculação é feita com polia com carga e aferrolhamento nos cinco últimos graus de extensão do joelho, os resultados raramente são os prometidos.

É tempo de considerar o quadríceps como o que realmente é, ou seja, **defesa convexitária** dos joelhos (figura 30-a), porém ele só pode desincumbir-se dessa tarefa sobre um joelho *desaferrolhado* (o que não quer dizer fletido). *Ele possibilitará então ao membro inferior* **empurrar o solo para erigir o corpo** *e tornar-se a chave de ignição da ereção vertebral da qual as cadeias póstero-anteriores (PA) são as responsáveis*.

Quando os joelhos estão aferrolhados, os quadríceps deixam de ter qualquer utilidade na ereção vertical, tornando-se *propulsores do tronco para a frente* (figura 30-b), com todas as conseqüências de instabilidade que isso implica, ainda que apenas na região da bacia. Os quadríceps então estariam agindo a serviço das cadeias póstero-medianas, fortemente implicados no *recurvatum* das tíbias e na propulsão do tronco para a frente.

A posição em *recurvatum* dos joelhos favorece a ascensão da rótula, o que apenas agrava seu mau posicionamento fora da superfície cartilaginosa do fêmur (figura 31).

É surpreendente constatar que apenas a reeducação em ortopedia recorre a essa musculação abusiva dos quadríceps. Em numerosas abordagens corporais, como a da medicina chinesa, a das artes marciais e muitas outras, dá-se preferência à noção de *enraizamento no solo*, mantendo o desaferrolhamento dos joelhos.

Figura 29

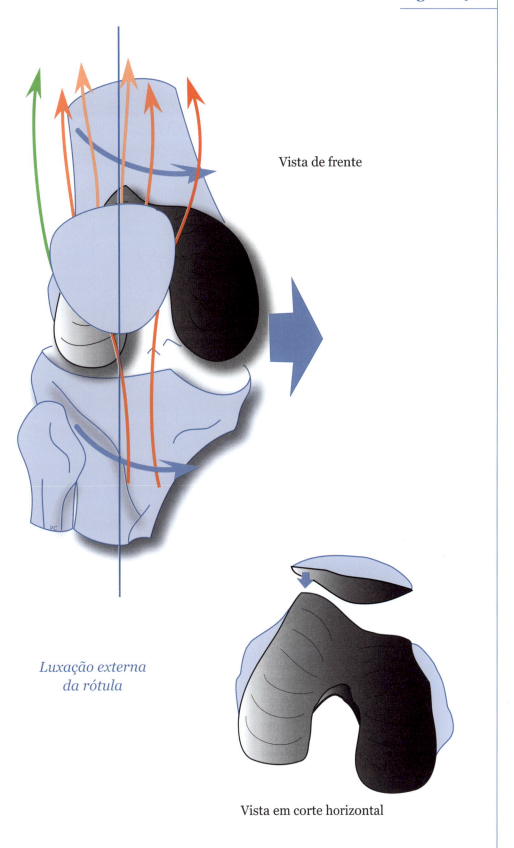

Vista de frente

Luxação externa da rótula

Vista em corte horizontal

Cadeias ântero-laterais 61

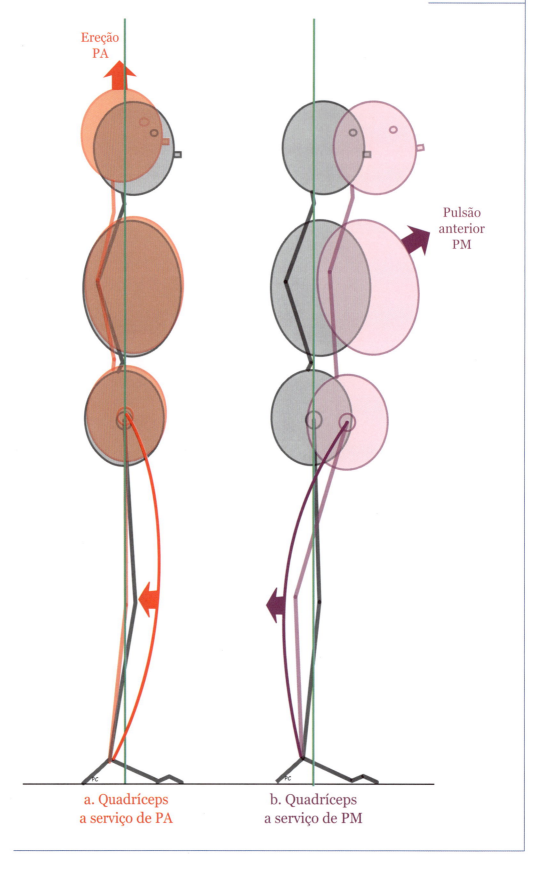

Figura 30

a. Quadríceps a serviço de PA

b. Quadríceps a serviço de PM

Figura 31

a. Estabilização ideal da rótula por ação dos vastos

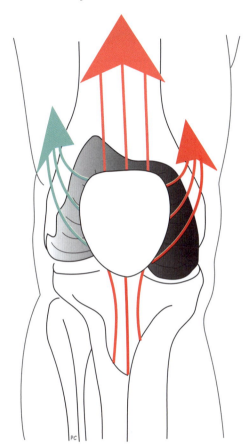

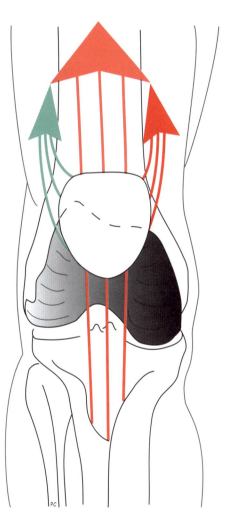

b. Ascensão da rótula por ação dos vastos após musculação intensiva

Figura 32

A tensão circula de baixo para cima na cadeia ântero-lateral, isto é, a tensão passa de músculo para músculo de baixo para cima. É o que mostra a grande flecha azul.

O adutor transverso do primeiro metatarso e os interósseos plantares e lombricais são os primeiros a reagir ao desabamento do pé, preparado pela posição imposta à coxofemoral pelo pequeno glúteo.

O tibial posterior e o tibial anterior também são solicitados. A tensão passa do tibial anterior (1) ao trato iliotibial (2) através da aponeurose do primeiro que se prolonga na do outro. O trato iliotibial sofre essa tração para baixo e a transmite ao tensor da fáscia lata (3) e ao osso ilíaco.

Na cadeia póstero-lateral a tensão circula do alto para baixo. Isto é, a tensão propaga-se de músculo a músculo, dos localizados mais acima para os mais abaixo, como mostra a grande flecha verde.

As fibras superficiais do grande glúteo de PL (1) tomam ponto fixo em cima e imprimem à parte posterior do trato iliotibial (2) um curso forçado para cima.

O bíceps femoral (3), também de PL, suspende a cabeça da fíbula ao ilíaco e, como sua aponeurose, prolonga-se na aponeurose dos fibulares (4). A tensão passa por aí até o fíbular lateral, que por sua vez a transmite para o curto abdutor do quinto artelho (5).

A circulação da tensão em AL e PL se faz em sentidos opostos.

Vimos que cada um dos músculos que constituem a cadeia ântero-lateral no membro inferior é obrigado, *pelo menos na posição ereta ou com carga*, a tomar ponto fixo embaixo.

O tibial anterior, levado pelo desabamento do bordo interno do pé em valgo, ainda que resistindo com suas inserções inferiores sobre o primeiro cuneiforme e o primeiro metatarsiano, é obrigado a tomar ponto fixo embaixo e solicitar a tíbia para dentro, confirmando a tendência iniciada no quadril.

O tensor da fáscia lata, ao receber a tensão transmitida pelo trato iliotibial (que, por sua vez, recebeu-a do tibial anterior), é obrigado também a tomar ponto fixo embaixo, favorecendo a antebáscula do osso ilíaco.

Isso é o que chamamos de **sentido da tração mecânica dos músculos da cadeia**. *Esse sentido depende do ponto fixo* que tomam os músculos e que, para AL, é embaixo.

O sentido da tração mecânica de cada um dos músculos de uma cadeia é o inverso do sentido de circulação da tensão na cadeia.

Para cada cadeia, há um sentido de circulação da tensão e um sentido de tração mecânica específicos. É freqüente que cadeias que percorrem trajetos vizinhos sobre o corpo tenham sentidos mecânicos de tração opostos. Isso vale também para os sentidos da circulação da tensão. É o caso de AL e PL.

No excesso, é freqüente que o mais forte imponha sua lei ao antagonista, o qual se vê obrigado ao mesmo ponto fixo. Observando esse fato, Denys-Struyf teve a idéia de reprogramar o sentido mecânico da tração simultaneamente em duas cadeias antagônicas vizinhas. É o que chamamos de ***accordages***, reafinação ou reequilíbrio.

Figura 32

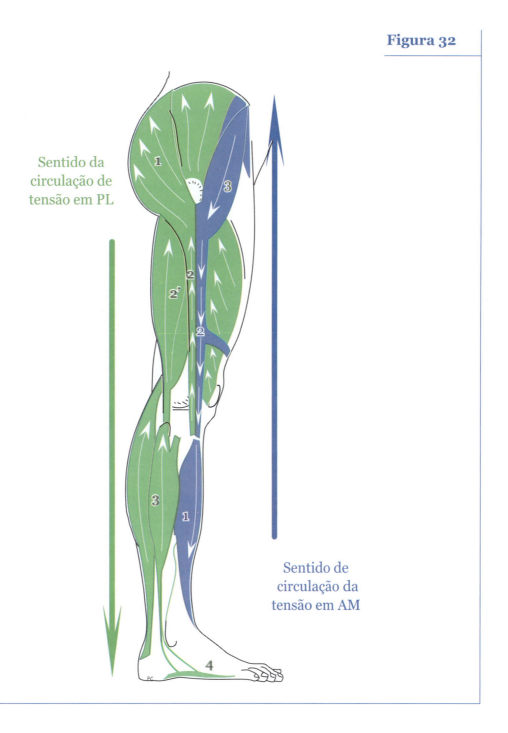

As cadeias ântero-laterais no tronco

As cadeias ântero-laterais, assim como as póstero-laterais, são cadeias do eixo horizontal e têm ação preponderante na cintura e nos membros. Não obstante, estão presentes no tronco, onde favorecem as rotações.

Figura 33

As cadeias ântero-laterais e póstero-laterais se cruzam sob o plano da vértebra D12.
Com efeito, AL direita prolonga-se na PL esquerda, e vice-versa.

Na parte posterior do tronco as fibras mais inferiores do grande dorsal de AL prolongam-se nas do grande glúteo superficial de PL (a).
Na face anterior, as fibras do oblíquo interno de AL prolongam-se nas do oblíquo externo de PL do outro lado (b).
São as *cadeias cruzadas do tronco* que possibilitam as *torções*.

O eixo vertical recorre ao eixo horizontal para realizar suas torções.

Retomemos a seqüência de nossa cadeia ântero-lateral no ponto em que paramos no osso ilíaco, com o tensor da fáscia lata, o pequeno glúteo e as fibras anteriores do glúteo médio.

Figura 34

Cada cadeia pode deixar sua marca específica na bacia.

As cadeias do eixo vertical AM e PM agem predominantemente sobre o sacro. As cadeias do eixo horizontal PL e AL agem apenas sobre os ilíacos.

As freqüentes associações entre cadeias possibilitam numerosas combinações. Podemos observar diferentes posicionamentos da bacia, específicos de uma tipologia e resultantes dessas diversas combinações.

Certos posicionamentos relacionam-se com as articulações coxofemorais, outros contam com a interferência das articulações sacroilíacas, cuja *elasticidade*, ainda que não a mobilidade, é aceita por todos os estudiosos.

Para compreender os deslocamentos que acontecem ao redor dessa sacroilíaca, vamos esquematizar o que costumamos chamar de **pinça sacroilíaca**.

Denys-Struyf definiu alguns ângulos que permitem apreciar o posicionamento do ilíaco ou do sacro no espaço, ou de um desses ossos em relação ao outro. Ela também determinou estatisticamente as angulações médias que correspondem ao que podemos considerar um posicionamento neutro dos ossos da bacia.

Figura 33

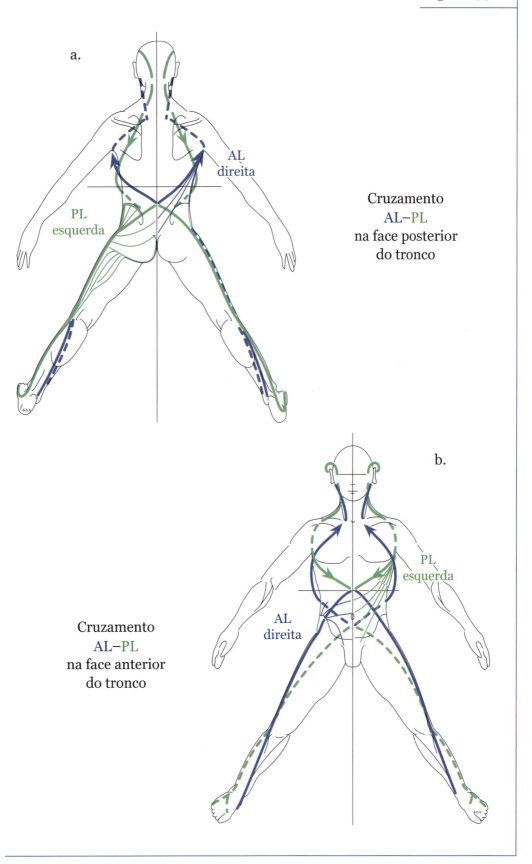

a.

AL direita

PL esquerda

Cruzamento AL–PL na face posterior do tronco

b.

PL esquerda

AL direita

Cruzamento AL–PL na face anterior do tronco

Cadeias ântero-laterais

Para determinar a posição do ilíaco no espaço, Denys-Struyf junta o ponto mais anterior da espinha ilíaca antero-superior e o ponto mais anterior do púbis em uma mesma linha. O ilíaco é considerado em posição neutra quando essa linha se confunde com a vertical.

Para determinar a posição do sacro no espaço é preciso determinar o centro das duas primeiras vértebras sacrais. Para isso traçam-se duas diagonais unindo os cantos do corpo vertebral, o que pode ser feito facilmente sobre uma radiografia de perfil. O ponto de cruzamento das duas diagonais é estabelecido como centro teórico do corpo vertebral.

Unem-se esses dois pontos (um de cada vértebra) por uma reta que se cruza com uma vertical. Com base em dados estatísticos, Denys-Struyf estimou em *51º o valor médio de inclinação da primeira linha em relação à vertical*.

Cruzando a linha de orientação do sacro com a linha de orientação do ilíaco, obtemos o **ângulo sacroilíaco** (chamado também de pinça sacroilíaca). Se a linha de orientação do ilíaco confundir-se com a vertical, o ângulo sacroilíaco será igual àquele formado pela linha de orientação do sacro com a vertical, ou seja, 51º. Outros estudiosos chegaram ao mesmo valor, embora por procedimentos diferentes.

Figura 35

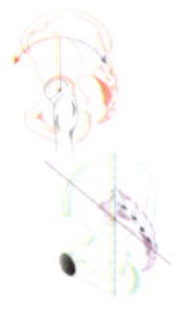

Convém diferenciar os deslocamentos do conjunto total da bacia em relação às articulações coxofemorais daqueles do sacro em relação aos ilíacos ou dos ilíacos em relação ao sacro. No primeiro caso, as articulações coxofemorais são os pivôs ao redor dos quais se desloca a bacia.

No segundo, as articulações pivôs são as sacroilíacas. Quando a bacia em seu conjunto (ilíacos e sacro), modifica sua posição em relação às coxofemorais, falamos de *antebáscula* ou *retrobáscula* (a).

As modificações de posição do sacro entre os ilíacos ou dos ilíacos com referência ao sacro têm outra denominação: falamos de *nutação* ou *contranutação* (b).

Os obstetras foram os primeiros a fazer uso do termo nutação para definir o movimento de flexão anterior do sacro que se produz, no momento do parto, para dar passagem ao bebê. Posteriormente esse nome passou a referir-se também ao deslocamento dos ilíacos que permitia abrir ainda mais o espaço inferior. Tudo que abre a pinça sacroilíaca embaixo é chamado de *nutação*. Ao contrário, tudo que fecha a pinça é chamado de *contranutação*.

Figura 34

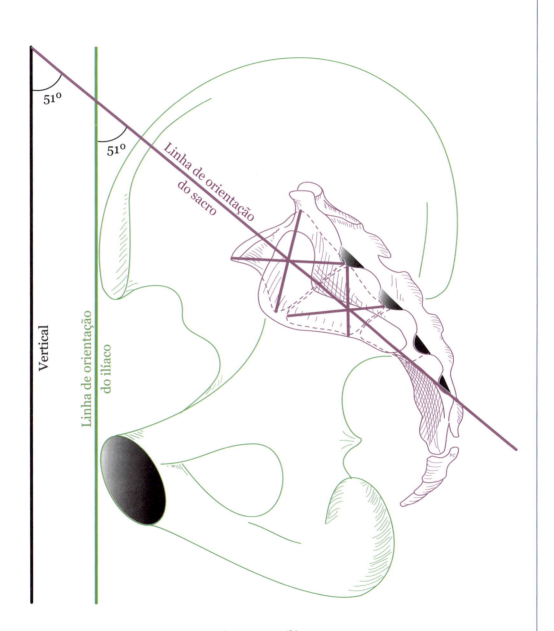

A pinça sacroilíaca

Figura 35

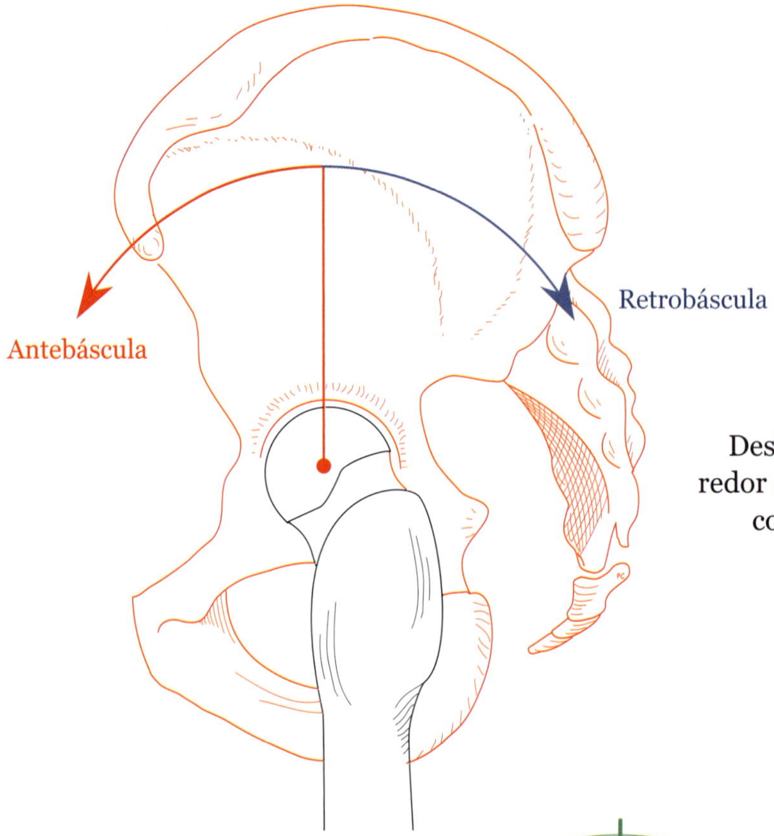

Antebáscula

Retrobáscula

a.
Deslocamento ao
redor das articulações
coxofemorais

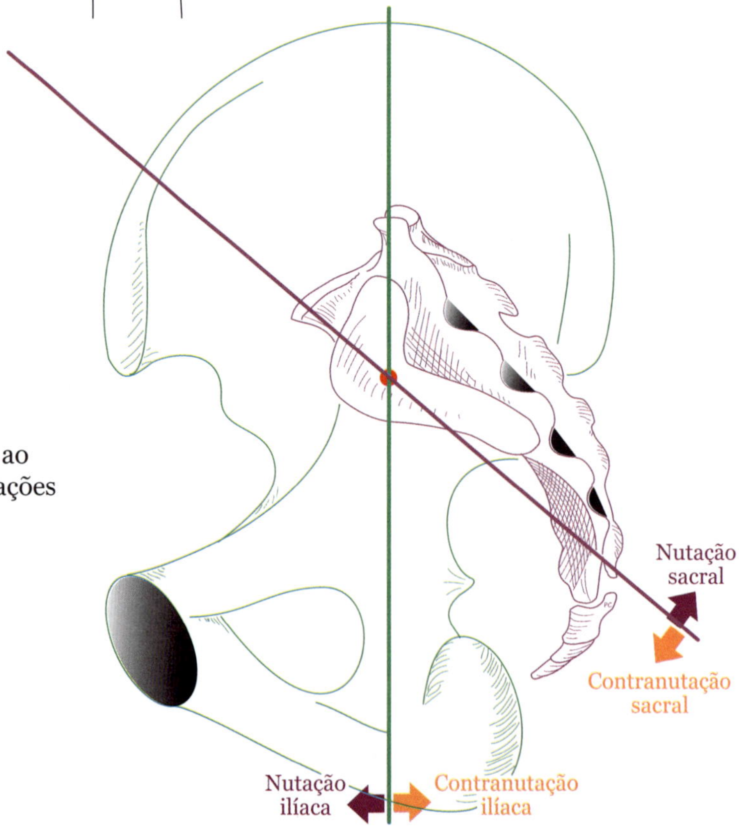

b.
Deslocamento ao
redor das articulações
sacroilíacas

Nutação
sacral

Contranutação
sacral

Nutação
ilíaca

Contranutação
ilíaca

Figura 36

Já abordamos a **marca de uma AL excessiva sobre o osso ilíaco** na figura 25. Ele é levado em contranutação pelas fibras anteriores do glúteo médio e pelo pequeno glúteo. Essa ação é ainda reforçada pelas fibras ilíacas do grande dorsal, que também são de AL, quando esse músculo trabalha em corda de arco (a).

Sabemos que existe uma assimetria fisiológica, sobretudo na bacia, comum a toda a humanidade. Em mais de 90% dos casos, essa assimetria se manifesta por uma dominância de AL à direita e de PL à esquerda. *Na face posterior a espinha ilíaca posterior e superior estará mais alta e mais para a frente do lado direito do que do lado esquerdo (onde domina a PL que faz o inverso). Na frente, a espinha ilíaca anterior e superior estará mais baixa e mais para a frente do lado direito.*

A distância entre as espinhas ilíacas anteriores e superiores (Eias) e o umbigo é freqüentemente maior do lado direito devido à exposição maior do ilíaco direito por ação dessa mesma AL.

Essa contranutação ilíaca unilateral, que ocorre ao redor da articulação sacroilíaca, acarreta uma descida da cavidade cotilóide em relação ao eixo biauricular. O membro inferior desse lado parece mais longo (b). Essa falsa desigualdade de comprimento nos membros inferiores será mais evidente, pois a PL do outro lado provoca exatamente o inverso, fazendo subir a cavidade cotilóide.

Figura 37

Além dessa ação no plano sagital que acabamos de descrever, AL favorece a abertura ou exposição da asa ilíaca, que pode ser considerada uma rotação externa no plano horizontal. Essa ação pode continuar até a **frontalização da asa ilíaca**, como mostram os dois esquemas dessa figura.

O primeiro esquema compara uma hemibacia AL (à direita) com uma hemibacia neutra (à esquerda). *Essa imposição em torção da sínfise púbica pode ser a origem de pubalgias*, que, como veremos, podem ser de diferentes tipos em relação com a atividade dessa ou daquela cadeia.

O segundo esquema representa a *bacia borboleta*, que revela uma dominância de AL tal como aparece em uma radiografia da face. Observamos a diminuição da altura do buraco obturador, decorrente da contranutação, e o desaparecimento da imagem do pequeno trocanter por causa da rotação interna excessiva do fêmur.

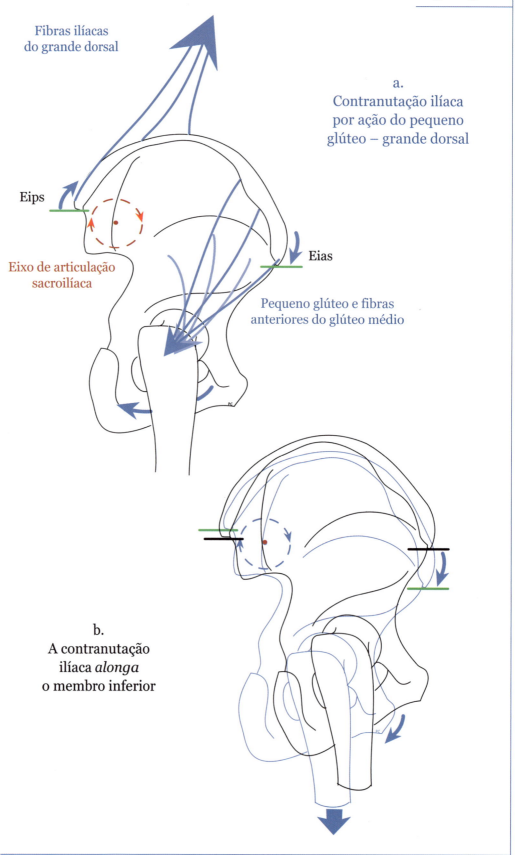

Figura 36

a. Contranutação ilíaca por ação do pequeno glúteo – grande dorsal

b. A contranutação ilíaca *alonga* o membro inferior

72   Philippe Campignion

Figura 37

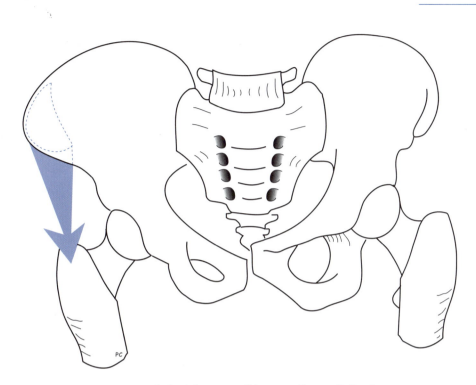

Exposição/abertura ilíaca unilateral direita

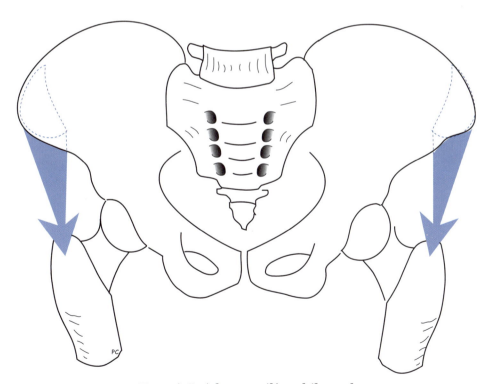

Exposição/abertura ilíaca bilateral

Cadeias ântero-laterais

Figura 38

A fixação da contranutação ilíaca por AL põe em tensão os ligamentos sacroilíacos posteriores e inferiores, que funcionam como freios. A combinação da ação das cadeias ântero-laterais e ântero-medianas é freqüente. AM fixa o sacro em contranutação, o que reforça a distensão ligamentar.

As dores na sacroilíaca são freqüentes e mais comuns no lado direito: a palpação revela nodosidades que rolam sob os dedos. *O músculo grande glúteo é ligamento ativo dos ligamentos sacroilíacos posteriores e inferiores*, pois algumas de suas fibras inserem-se sobre eles. Esse músculo pode entrar em espasmo de defesa em caso de contranutação por AL muito forte.

Figura 39

O músculo oblíquo interno ou pequeno oblíquo prolonga a cadeia ântero-lateral no abdome. Embaixo, ele se insere sobre os $2/3$, ou mesmo $3/4$, anteriores da crista ilíaca. Sua aponeurose se funde com a do grande dorsal para juntar-se atrás, de maneira variável, *com as espinhosas da primeira vértebra sacral e da última lombar e as espinhas ilíacas posteriores e superiores (Eips)*. A partir de suas inserções posteriores e inferiores, o pequeno oblíquo *se abre em leque* na frente.

Os feixes mais posteriores (1) são *oblíquos para o alto e para a frente, alcançando a 12ª, a 11ª e a 10ª costelas e a cartilagem condrocostal até o apêndice xifóide*. Eles se prolongam nos músculos intercostais internos.

Os feixes anteriores (2) são mais oblíquos para baixo e para dentro e fundem-se com o transverso do abdome (PA) para terminar sobre o bordo superior do púbis.

Os feixes médios (3) juntam-se à *aponeurose anterior do pequeno oblíquo* (4). Na região acima do umbigo, essa aponeurose funde-se com o grande oblíquo (PL) na frente do grande reto, com o transverso (PA) atrás, e termina na *linha alba*. Na região subumbilical ela passa em frente ao grande reto e junta-se diretamente à linha alba.

Observação: algumas fibras tendinosas do pequeno oblíquo no prolongamento dos feixes anteriores vêm reforçar o *músculo cremaster*, que ascensiona os testículos. São inúmeros os casos de dores associadas a distorções pélvicas. Elas melhoram à medida que se normaliza a bacia. Com exceção dos casos devidos a compressão nervosa, essas dores freqüentemente têm causa muscular. Lembro-me do caso de um paciente com espondiloartrite anquilosante que, após ter passado por cirurgia de retificação, começou a queixar-se de dores nos testículos. A normalização das tensões abdominais, particularmente dos pequenos oblíquos, contribui rapidamente para alívio dos sintomas dolorosos. Com certeza os músculos abdominais, entre os quais os pequenos oblíquos, não tinham se adaptado à nova postura do indivíduo, cuja distância entre caixa torácica e bacia aumentara na face anterior do tronco.

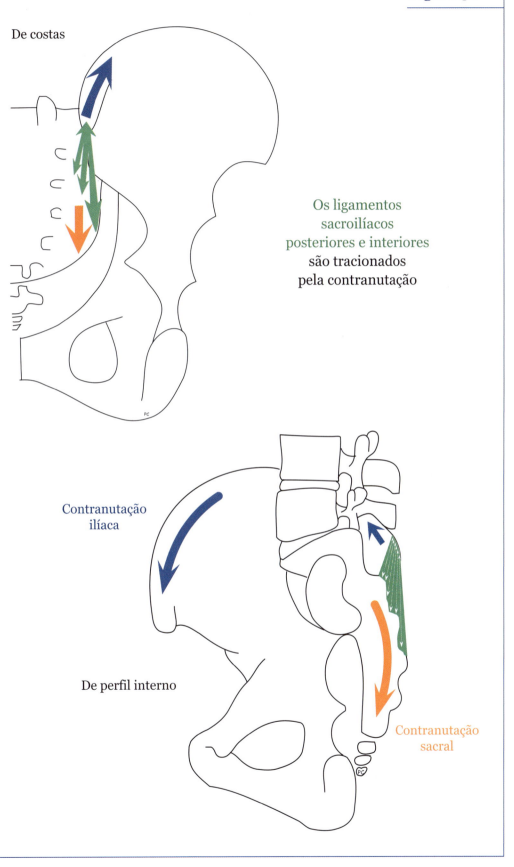

Figura 38

De costas

Os ligamentos sacroilíacos posteriores e interiores são tracionados pela contranutação

Contranutação ilíaca

De perfil interno

Contranutação sacral

Cadeias ântero-laterais 75

Figura 39

O músculo
oblíquo interno
ou pequeno oblíquo

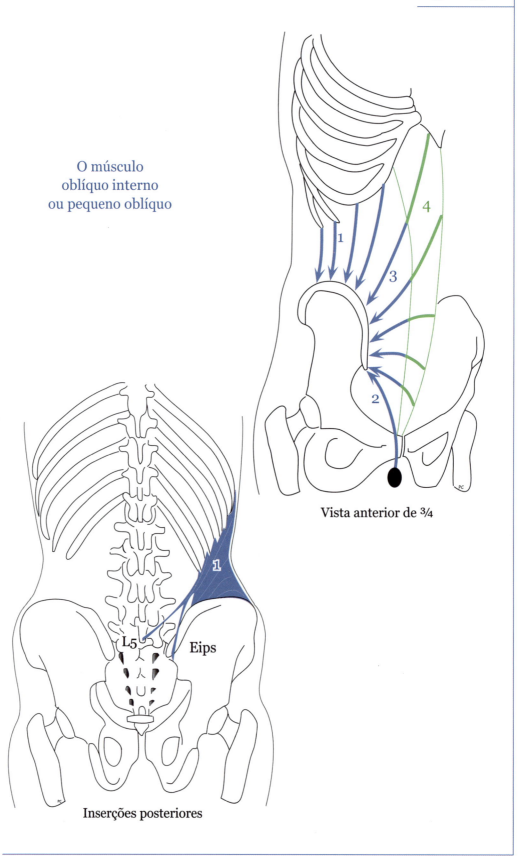

Vista anterior de ¾

Inserções posteriores

76   Philippe Campignion

Figura 40

A partir de um ponto fixo no ilíaco, **o oblíquo interno amarra as costelas, cuja elevação controla. Também comprime as vísceras, como parte de sua função**. No excesso, *quando trabalha em corda de arco, o oblíquo interno favorece a contranutação ilíaca, ao mesmo tempo que fixa o tórax em expiração.*

Basta colocar a parte de baixo da palma da mão esquerda na frente da parte inferior e lateral do hemitórax direito e empurrá-lo para trás, e a mão direita sobre a asa ilíaca de modo a conduzi-la em antebáscula. Faça as duas ações simultaneamente e mantenha essa posição por tempo suficiente para conferir suas sensações. Sinta a que ponto isso comprime a cavidade abdominal, particularmente na altura do ângulo cólico direito.

Essa AL que domina à direita e parece estar muito associada ao trânsito intestinal é acompanhada, quando em excesso, *de constipação espasmódica.*

Figura 41

O músculo pequeno denteado posterior e inferior ou serrátil, devido à direção de suas fibras, *oblíqua para baixo e para dentro*, faz também parte de AL.

Ele estende-se das apófises espinhosas das duas últimas vértebras dorsais e das duas ou três primeiras lombares até o bordo inferior da face externa das quatro últimas costelas.

Ele liga-se ao denteado superior (AP–PL) por uma aponeurose que recobre os músculos da goteira, sendo recoberto pela porção AL do grande dorsal (fibras ilíacas).

Esse músculo, como observamos ao dissecá-lo, parece mais um ligamento que serve como freio da expansão torácica inferior na inspiração forçada do que um músculo com função principal na dinâmica.

Quando funciona em excesso, como solicita para baixo e para dentro as quatro últimas costelas, *diminui o diâmetro lateral do tórax favorecendo a posição torácica em expiração.*

O resultado é *o ângulo de Charpy fechar-se* na frente, marca específica de AL no tórax, ocasionando cintura fina acima de bacia exposta, aberta (figura 41-b).

Figura 42

Os intercostais solidarizam as costelas umas com as outras.

Os intercostais externos, que são os mais superficiais, ocupam o espaço intercostal a partir das articulações costovertebrais, atrás, até as cartilagens costais, na frente. Suas fibras são oblíquas para baixo e para fora na face posterior, para a frente lateralmente e para dentro na face anterior. Essa disposição lembra outros músculos de PA–AP.

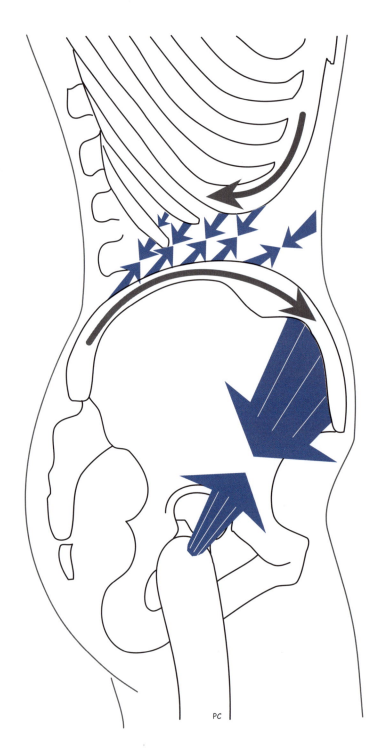

Quando trabalha em corda de arco,
o oblíquo interno favorece
a contranutação ilíaca e o bloqueio
do tórax inferior em expiração

Figura 41

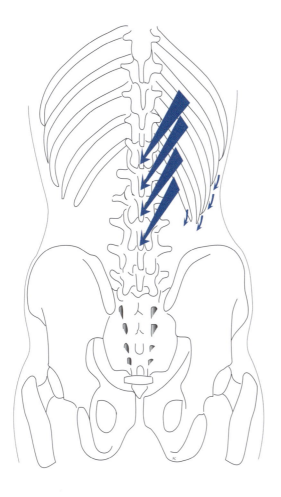

a.
O denteado posterior e inferior

b.
O ângulo de Charpy está fechado, a cintura afinada e a bacia exposta/aberta

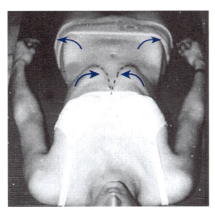

Fotos: Arquivo ICTGDS

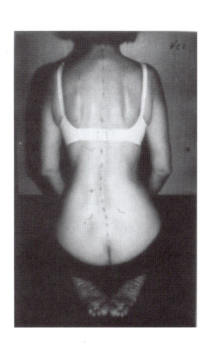

Os intercostais internos só estão presentes no terço anterior desse espaço intercostal, no território de AM. As fibras aí são oblíquas para baixo e para fora.

Os intercostais íntimos ocupam a face profunda do espaço intercostal unicamente *em seu terço médio, ou seja, no território de AL*. Suas fibras são *oblíquas para baixo e para trás*, o que as torna aptas a transmitir ao resto da caixa torácica a limitação imposta pelos músculos precedentes de AL às quatro últimas costelas.

O conjunto da caixa torácica fica assim amarrado à bacia e em posição de expiração.

Figura 43

Debrucemo-nos um instante sobre **os efeitos da atividade diafragmática na respiração e no que a circunda**.

Em um esquema fisiológico, o diafragma ritma uma alternância de pressão e depressão entre as duas cavidades, torácica e abdominal.

No início da inspiração, sob efeito da descida do centro frênico, a pressão aumenta na cavidade abdominal e diminui brutalmente na cavidade torácica, permitindo que o ar a penetre.

No fim da inspiração, quando os pulmões estão cheios de ar, a pressão é forte e se iguala nas duas cavidades.

Na expiração, a subida do centro frênico cria uma depressão na cavidade abdominal, chamada por alguns de aspiração diafragmática.

Essa alternância de pressão favorece a circulação dos fluidos (sangue, linfa) entre as duas cavidades.

Figura 44

A atividade diafragmática tem outros efeitos sobre as vísceras que estão ligadas ao diafragma (fígado, estômago, intestinos etc.). A cada inspiração o fígado mostra-se, expõe-se, abre sua base; na expiração ele se enrola em cima. As diferentes porções do cólon (ascendente, transverso e descendente) submetem-se a um alongamento a cada inspiração, por causa da tração exercida pelos ligamentos frenocólicos sobre os ângulos cólicos. Essa *mistura* que acompanha a respiração certamente favorece as funções digestivas.

O excesso de tensão na AL causa hiperpressão intra-abdominal, que limita essa ritmicidade e coloca entraves ao fluxo sanguíneo para o fígado.

Freqüentemente se associa a ela um *espasmo do esfíncter de Oddi*, que reduz as secreções biliares e pode complicar-se até chegar à formação de *cálculos*.

Enfim, os indivíduos dessa tipologia sofrem freqüentemente de *constipação espasmódica*.

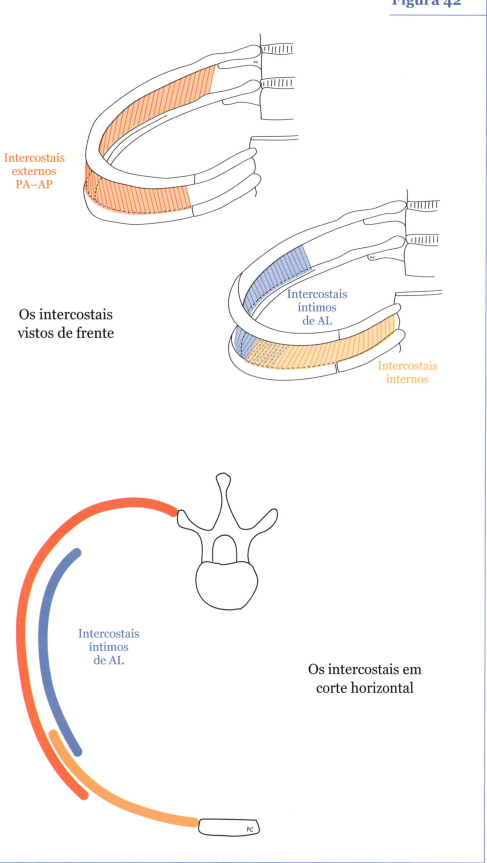

Figura 43

Alternância das pressões entre as duas cavidades na respiração

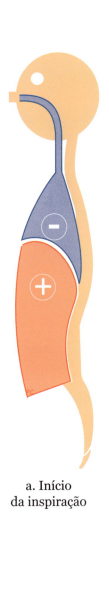

a. Início da inspiração

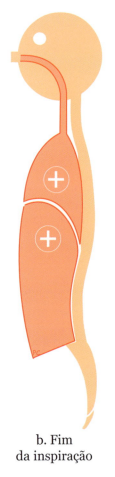

b. Fim da inspiração

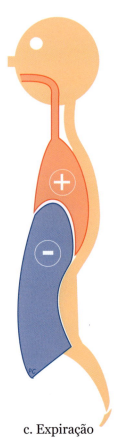

c. Expiração

Figura 44

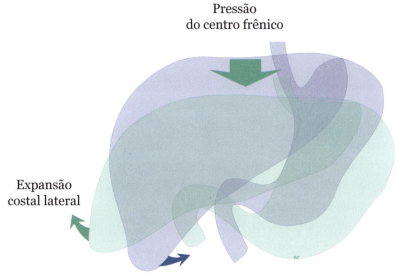

Pressão do centro frênico

Expansão costal lateral

O fígado sofre um movimento de *rotação externa* na inspiração e *interna* na expiração

Movimentos das vísceras durante a contração diafragmática

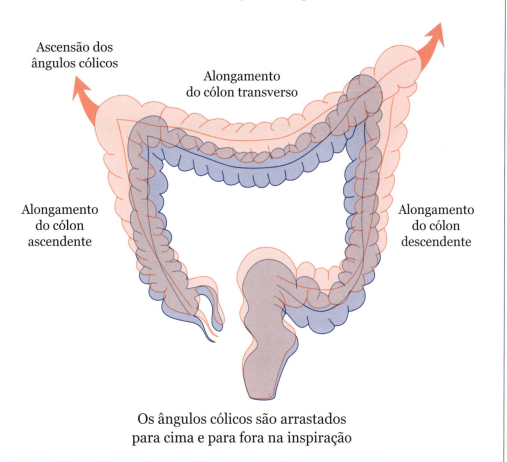

Ascensão dos ângulos cólicos

Alongamento do cólon transverso

Alongamento do cólon ascendente

Alongamento do cólon descendente

Os ângulos cólicos são arrastados para cima e para fora na inspiração

Cadeias ântero-laterais 83

Figura 45

Essa figura reagrupa todas as ações musculares anteriormente citadas. Ela ilustra com perfeição a semelhança de orientação das fibras musculares dos músculos precedentes.

O pequeno glúteo, as fibras anteriores do glúteo médio e o tensor da fáscia lata estão presentes e nos recordam que o pivô primário de AL se encontra na altura da coxofemoral.

O oblíquo interno encurtado em corda de arco associa-se aos glúteos para fixar o ilíaco em contranutação. Ele trabalha também em combinação com os **pequenos denteados posterior e inferior** (PDPI) para bloquear as quatro últimas costelas para baixo e para trás.

Os intercostais íntimos, por fim, veiculam lateralmente essa imposição ao conjunto da caixa torácica.

Figuras 46 e 47

O excesso de tensão nas cadeias ântero-laterais pode contrariar os efeitos a distância do diafragma, mostrados nas figuras 43 e 44.

A expansão da caixa torácica na inspiração é contrariada, pois ela está literalmente amarrada na bacia (figura 46-1). Apenas sua parte ântero-superior consegue se elevar, graças à ação dos músculos esternocleido occipitais e escalenos (figura 46-2).

A pressão é importante na cavidade abdominal (figura 46-3), comprimida pela tensão dos oblíquos internos que se comportam como um verdadeiro espartilho (figura 46-4).

A massa visceral empurra o centro frênico para cima (figura 46-5), mas a cada inspiração o diafragma, não conseguindo fazer subir o contorno costal inferior, comprime o abdome e aumenta ainda mais a pressão (figura 46-6). Esta pode atingir progressivamente a pequena bacia, criando um terreno de fragilidade esfincteriana sob forma de *incontinência* ou até mesmo de *ptose dos órgãos genitais* (figura 46-7).

É essa hiperpressão, muito mais que uma eventual fraqueza do períneo, o denominador comum à grande maioria de casos de incontinência e ptose. Essa constatação levou certos especialistas de reeducação perinatal a sistematizar uma ginástica abdominal hipopressora.

A caixa torácica mantém-se em posição expiratória em um esquema próximo daquele observado nas síndromes respiratórias restritivas com risco potencial de *colapso*. Esse terreno favorece *insuficiência respiratória crônica*, alergias e até mesmo *certos tipos de asma* (figura 47).

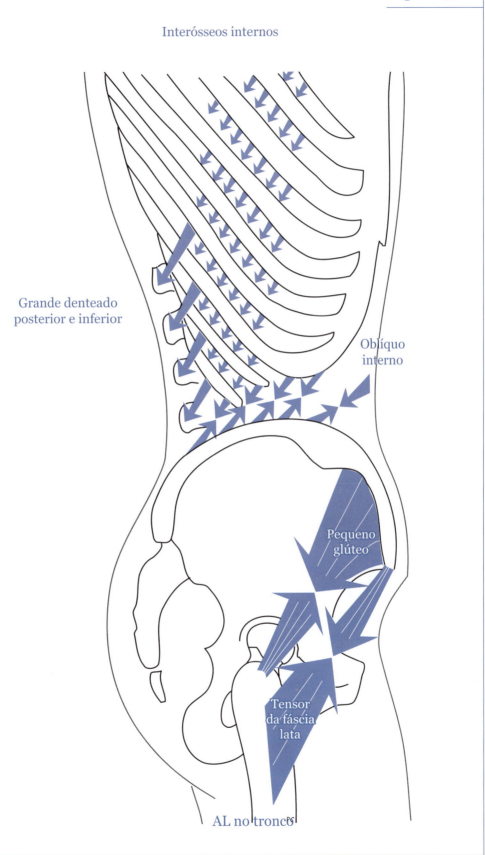

Figura 45

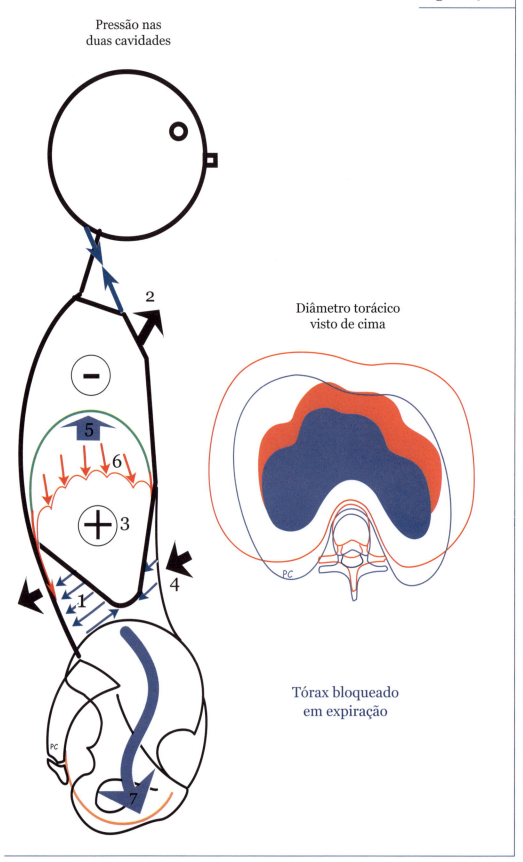

Figura 46

86 Philippe Campignion

Figura 47

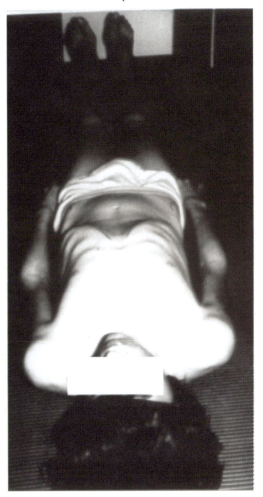

Foto: Arquivo ICTGDS

Nessa criança asmática, encontramos muitas marcas AL, particularmente nos membros. O tórax, embora apresente também marcas AL, é dilatado por uma PL de compensação.

Figura 48

O grande dorsal é um músculo largo e chato. Nasce embaixo da *aponeurose dorso-lombar-sacral que se insere sobre as espinhas das vértebras, abaixo de D7 até a crista sacra, e do terço posterior da crista ilíaca.*

Ele se orienta para cima e para a frente para reunir-se ao úmero no *fundo da goteira bicipital.*

Distinguimos suas fibras horizontais dorsais das fibras mais verticais, ilíacas e lombares. Suas fibras horizontais – as espinhosas de D7 a D12 – são com freqüência associadas à cadeia póstero-mediana. Suas fibras mais verticais, que nascem da aponeurose lombo-sacral e da crista ilíaca, são de AL.

As fibras AL abaixam o úmero e *garantem que a cintura escapular se apóie na pelve, mantendo espaço suficiente entre o acrômio e o troquiter.* Essa é a marca útil da AL em seu feudo, na região dos ombros. Aí ela controla a PL, em particular o trapézio superior, que tem tendência a elevar exageradamente a cintura escapular, *"pendurando-a" no pescoço.*

Somos com freqüência levados a reprogramar essa ação do grande dorsal, indispensável ao bom funcionamento da cintura escapular em certas formas de periartrite escápulo-umeral.

As fibras PM, por serem mais horizontais, estão mais implicadas na *rotação interna do úmero.*

Figuras 49 e 50

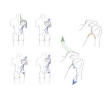

Os feixes AL do grande dorsal podem ter ações diferentes segundo o ponto fixo a partir do qual agem.

Idealmente AL controla PL (figura 49-a) para que o ombro se mantenha em boa posição.

No excesso, mas sempre com o ponto fixo embaixo sobre o ilíaco e a aponeurose lombo-sacral (figura 49-b), *o grande dorsal abaixa o ombro e puxa o tórax para trás, instalando uma gibosidade dorsal baixa.* Essa marca de AL está presente à direita na maioria dos casos.

O trapézio superior de PL e o angular da omoplata de AP se contrapõem por vezes exageradamente para resistir e tornam-se local de dor. Relaxá-los somente os torna ainda mais vulneráveis.

Não é raro que essa competição entre os elevadores do ombro, em sua maioria insertos sobre as omoplatas, e os *abaixadores,* insertos sobre os úmeros, resulte em uma *dissociação escápulo-umeral.* Nas radiografias ela é perceptível em uma ruptura da linha da curva interna omo-umeral, com o úmero mais baixo (figura 50).

Os músculos chamados de coifa são convocados para ajudar a frear essa dissociação e ficam sujeitos a tendinites.

Figura 48

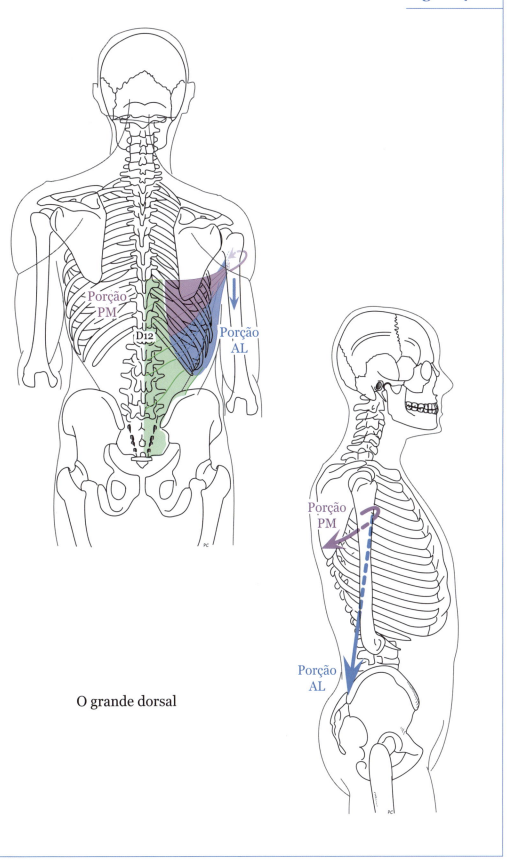

O grande dorsal

Cadeias ântero-laterais

Se o grande dorsal trabalha em corda de arco (figura 49-c), ele continua na ação de abaixar exageradamente o ombro, mas pode também *acentuar a contranutação ilíaca* já resultante da ação do pequeno glúteo e das fibras anteriores do glúteo médio (figura 36). Recordemo-nos que a *contranutação ilíaca favorece um falso alongamento do membro inferior desse mesmo lado*.

Se o excesso de tensão aumentar ainda mais, o grande dorsal poderá *ascensionar globalmente a hemibacia, instalando, ao contrário do caso anterior, um falso encurtamento do membro inferior desse lado*.

Em certos casos, as cadeias ântero-laterais podem ascensionar os ombros, como se fosse para o indivíduo aí *enfiar* a cabeça em atitude de proteção (figura 69-b). Essa subida dos ombros (figura 49-d1) acaba se impondo sobre o grande dorsal, que é então obrigado a inverter seu ponto fixo. **O resultado é que o ilíaco parece estar *pendurado* na cintura escapular** (figura 49-d2).

Figura 51

 As cadeias ântero-laterais e póstero-laterais estão intimamente ligadas umas às outras e se cruzam em numerosos lugares no corpo, como visto na figura 33.

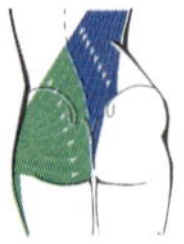

O cruzamento entre essas duas cadeias efetua-se *abaixo de D12, e as fibras da aponeurose do grande dorsal prolongam-se nas fibras das aponeuroses do grande glúteo*, reforçando a aponeurose lombo-sacral.

Para terminar, cabe-nos esclarecer que *o grande dorsal é uma via de passagem da tensão entre a cintura pélvica e a cintura escapular, mas também entre a esquerda e a direita*. A prática nos mostra que frequentemente uma PL esquerda excessiva dá ponto fixo a uma AL direita, permitindo que a tensão progrida para o ombro oposto e, depois, para a coluna cervical.

Figura 49

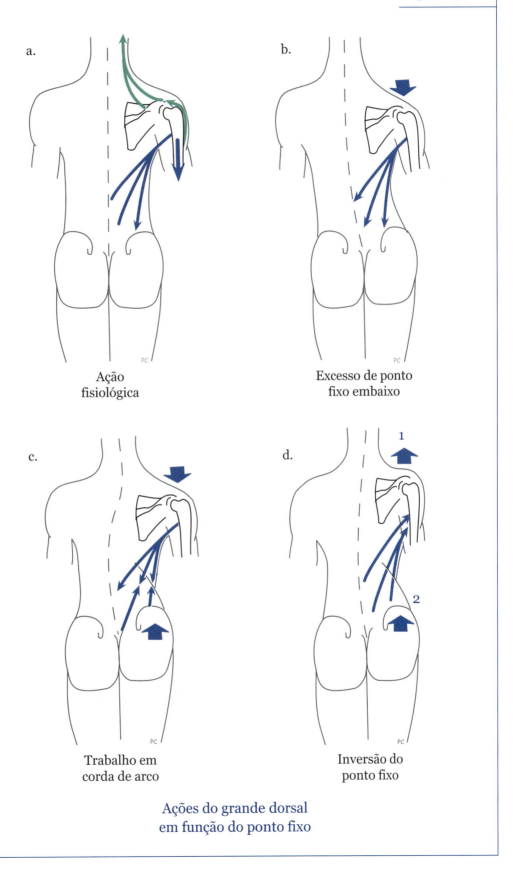

a. Ação fisiológica

b. Excesso de ponto fixo embaixo

c. Trabalho em corda de arco

d. Inversão do ponto fixo

Ações do grande dorsal em função do ponto fixo

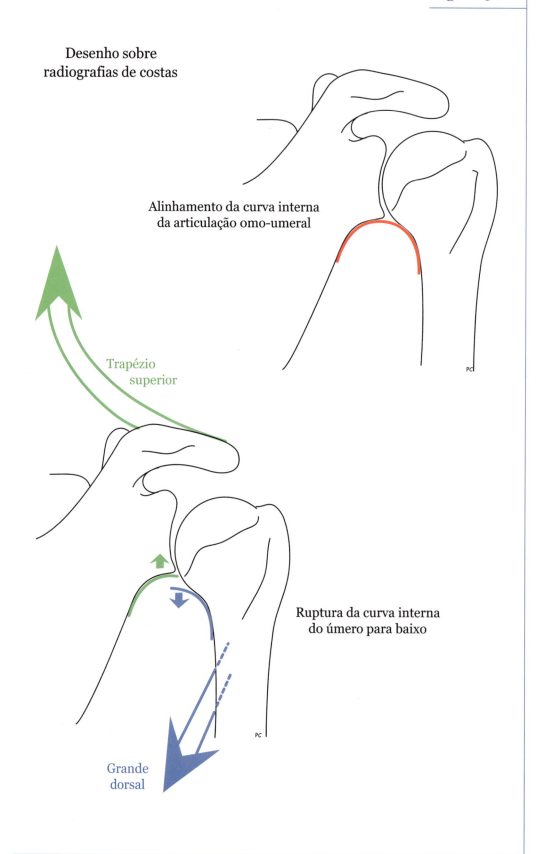

Figura 50

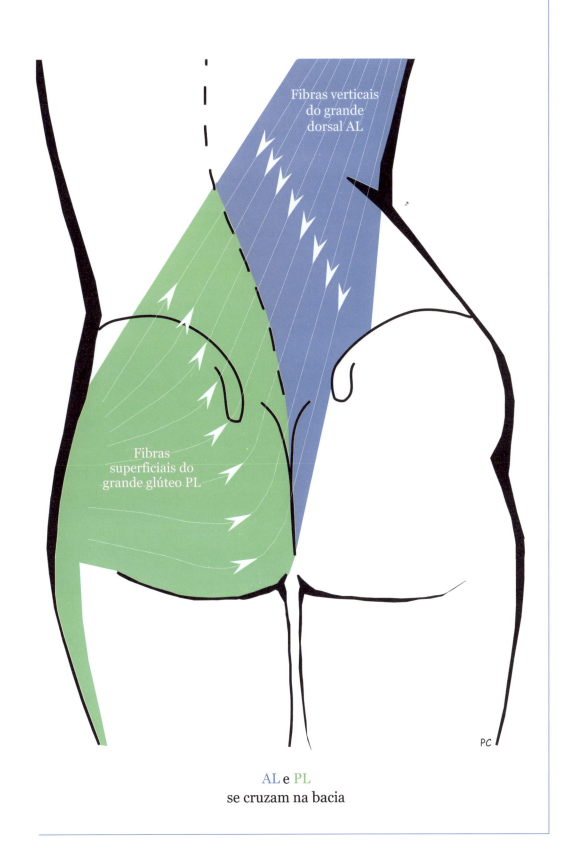

Problemas viscerais associados às tensões AL

As tensões da parede abdominal ligadas ao excesso de atividade das cadeias ântero-laterais favorecem ou acompanham certas disfunções viscerais específicas.

Figura 52

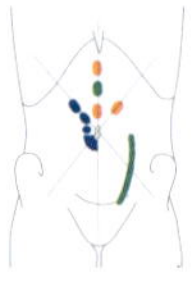

O doutor Jarricot descreve certas zonas cutâneas da face anterior do tronco que são reveladoras de disfunções viscerais. Essas zonas cutâneas seriam local de dermalgias reflexas.

Tais dermalgias podem ser silenciosas, ativas ou espontâneas. Quando são ativas ou espontâneas correspondem, mais provavelmente, a um problema agudo.

A dermalgia provocada pelo *palpar-rolar* corresponde, mais freqüentemente, a um problema crônico.

No quadro de AL as dermalgias reflexas que mais nos interessam são as que se referem aos intestinos. Mais especialmente, as que correspondem ao cólon ascendente e ao duodeno. A dermalgia referente ao cólon descendente parece, na maioria das vezes, ter relação com uma irritação cólica, encontrada sobretudo nas tipologias em que PL domina (é por essa razão que aparece em verde no desenho).

A dermalgia que corresponde ao fígado, na zona situada a meio caminho entre o umbigo e o apêndice xifóide, tem mais de um significado. Ela aparece nos indivíduos que funcionam em PL, mas, quando vem associada à dermalgia correspondente à vesícula biliar e às vias biliares inferiores, pode revelar um *espasmo dessas vias biliares, que acompanha com freqüência os excessos de AL*.

As dermalgias do plexo solar e do estômago estão em relação com AM, razão pela qual aparecem em laranja.

Figura 53

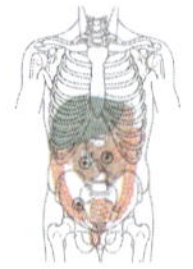

Em um contexto de AL em excesso, notamos freqüentemente, além do espasmo global das paredes intestinais, outro espasmo na área do **esfíncter de Oddi**, do **ângulo duodeno-jejunal**, e da válvula ileocecal, conforme nos mostram as figuras 53 e 54.

O **esfíncter de Oddi** situa-se na embocadura do canal colédoco (que drena o canal hepático e o canal cístico) e do canal de Wirsung (que vem do pâncreas, na altura da parte descendente do duodeno).

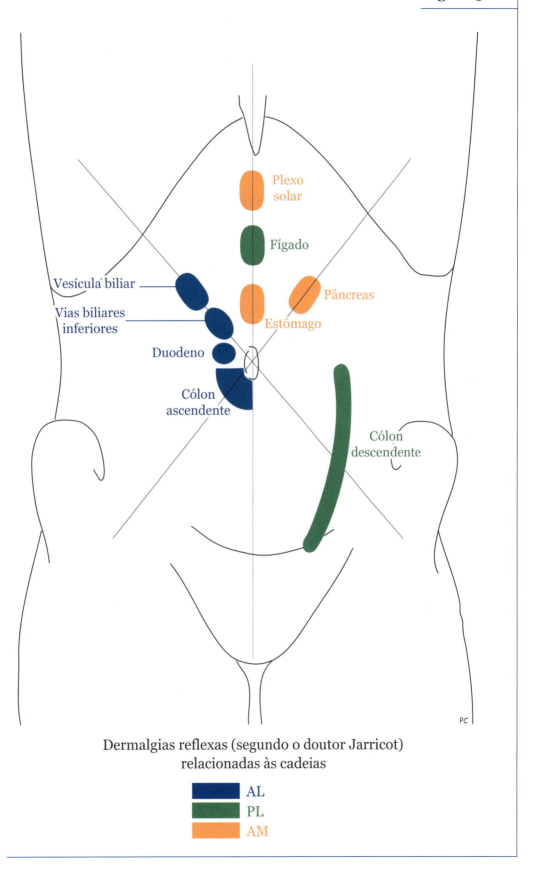

Dermalgias reflexas (segundo o doutor Jarricot) relacionadas às cadeias

- AL
- PL
- AM

Cadeias ântero-laterais

O **ângulo duodeno-jejunal** situa-se dois ou três dedos acima do umbigo, ligeiramente à esquerda.

Temos acesso à **válvula ileocecal** ao penetrar os dedos na *espinha ilíaca anterior superior, no interior do ceco*. Esse gesto desperta um ponto muito preciso e podemos palpar uma *corda*, resultante de espasmo.

Figura 54

A figura 54-a mostra como atingir o esfíncter de Oddi, para relaxá-lo manualmente.

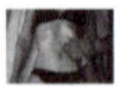

A figura 54-b mostra como atingir o ângulo duodeno-jejunal.

A figura 54-c mostra como atingir a válvula ileocecal.

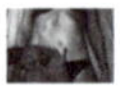

A localização precisa dessas regiões é indispensável para facilitar seu relaxamento, no caso de um tratamento. Numerosas algias vertebrais e pélvicas não são mais do que *projeções reflexas* dessas desordens viscerais *funcionais*. O relaxamento manual dessas tensões – que, aliás, é muito eficaz – confirma essa relação de causa e efeito.

Figura 53

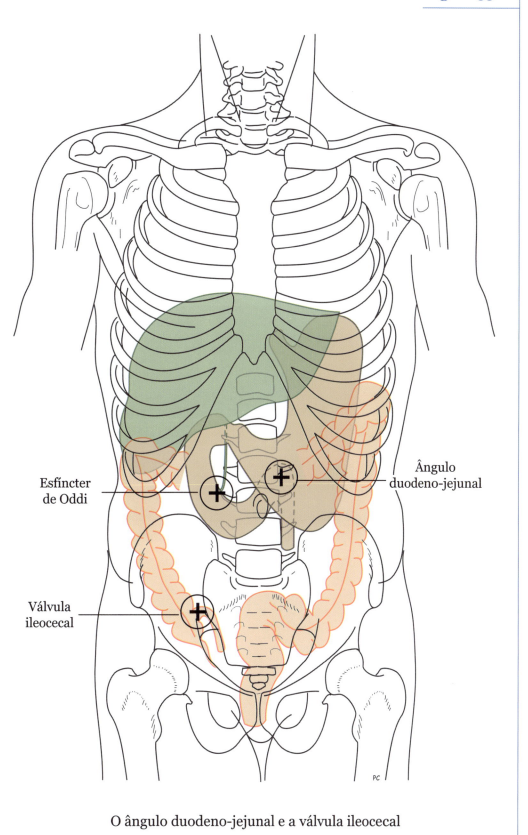

O ângulo duodeno-jejunal e a válvula ileocecal

Figura 54

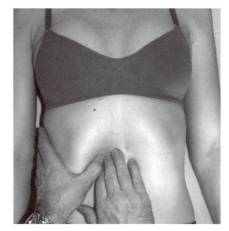

a. Localização do esfíncter de Oddi

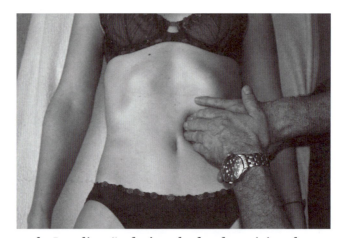

b. Localização do ângulo duodeno-jejunal

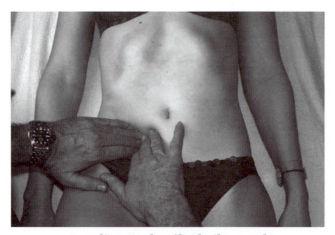

c. Localização da válvula ileocecal

As cadeias ântero-laterais no membro superior

Figura 55

Essa figura representa a cadeia ântero-lateral do membro superior em sua totalidade.

Na mão ela é constituída pelos **músculos da eminência tenar, os interósseos palmares e os lombricais**.

Na altura do antebraço, **os palmares** (na face anterior) e **os radiais** (na face posterior) apresentam semelhanças com o tibial posterior e com o tibial anterior, respectivamente. Trata-se talvez de um vestígio de quadrupedia. Também aí se localizam o **braquiorradial** e os **feixes superficiais do supinador**.

A longa porção do bíceps junta-se ao ombro, onde a cadeia termina com os músculos adutores do úmero, que são o **subescapular** e o **grande redondo** atrás, e os **feixes claviculares do grande peitoral**, na frente.

AL domina à direita no membro superior. Mesmo que não encontremos o inverso do esquema assimétrico fisiológico em um canhoto, ainda assim AL se instala à esquerda, pois está ligada à noção de *mão-instrumento* a que é mais solicitada para as diferentes tarefas. Corre o risco de entrar em competição com PL, que permanece em *casa*, à esquerda.

A noção de ponto fixo é claramente menos evidente na região dos membros superiores, que funcionam em cadeia cinética aberta. Poderíamos imaginar o ponto fixo na raiz do membro, porém veremos que isso é um pouco mais complexo.

Já definimos o quadril (coxofemoral) como pivô primário do comportamento relacional AL. Entretanto, é forçoso constatar que, freqüentemente, essa cadeia se exprime em primeiro lugar na mão, por meio de uma adução–flexão do polegar, que os outros dedos recobrem. O polegar *fica no quente*, como diz Denys-Struyf.

Figura 56

Tudo se inicia na mão, com os músculos da eminência tenar (figuras 56-a e 56-b): **o oponente, o adutor e o curto flexor do polegar** puxam o polegar para dentro. *O metacarpo, sobretudo, é levado em adução para a palma da mão*. A palpação do primeiro espaço interósseo na face dorsal da mão revela um ponto doloroso indicador de atividade da cadeia ântero-lateral. Corresponde ao ponto 4, na acupuntura, localizado no meridiano do intestino grosso. O trabalho em dispersão desse ponto constitui um excelente início de sessão nas tipologias AL.

Figura 55

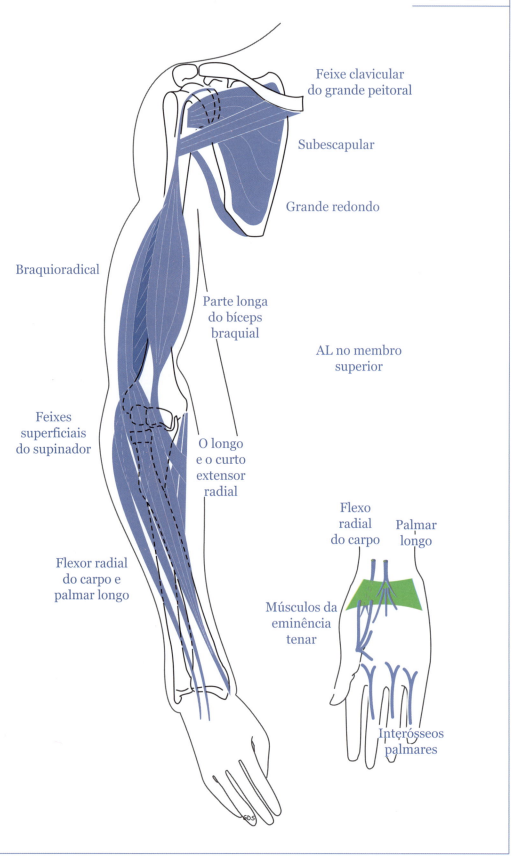

AL no membro superior

100   Philippe Campignion

Com o tempo, não é raro que surja aí uma *rizartrose do polegar*, que, nesse caso preciso, resulta de uma hiperpressão na parte interna da articulação trapézio-metacarpiana decorrente de sua adução permanente (figura 56-c).

Os interósseos palmares apertam os dedos e afinam a mão (figura 56-b). Esses músculos têm relação estreita com o ligamento anular anterior do carpo e seu papel não é nada desprezível na síndrome do túnel do carpo.

Figura 57

As compressões arteriais (artéria radial e radiopalmar) e nervosas (ramos do nervo radial e do mediano) são freqüentes quando AL é excessiva. Favorecem o aparecimento de *parestesias* nos territórios correspondentes. O trabalho sobre a AL pelo método G.D.S. dá resultados espetaculares.

Figura 58

Os lombricais, nos quatro últimos dedos, ligam os tendões flexores aos tendões extensores, favorecendo a *flexão das primeiras falanges e a extensão das duas outras*. Colocam a mão na forma de uma *viseira*, como quando nos protegemos do sol para olhar o horizonte.

É graças aos lombricais que o terapeuta manual pode adquirir um melhor toque de mão, sem posicionar os dedos como garras com os flexores de PM e usando todo o conjunto da palma da mão, mais ou menos como uma ventosa que aspira os tecidos.

Figura 59

Essa figura mostra **as diferentes etapas da instalação de uma AL na mão**.

Tudo se inicia por uma *adução do primeiro metacarpiano* (1), depois *a mão se enrola em volta do quinto raio enquanto os dedos se apertam sobre o polegar* (2). A mão assume a forma de *mão de parteiro*.

Figura 60

Os palmares asseguram a continuidade do movimento e terminam o enrolamento da mão ao redor do último metacarpiano. Lembrariam de novo o tibial posterior se adotássemos a posição de quatro patas e seguíssemos seu trajeto da epitróclea, em cima, até a palma da mão, embaixo.

O flexor radial do carpo (grande palmar) estende-se da epitróclea à face anterior da base do segundo e do terceiro metacarpianos. **O longo palmar** (pequeno palmar) estende-se da epitróclea à aponeurose palmar superficial.

Quando existe excesso de AL, esses dois músculos fletem o punho, e o pequeno palmar retrai as aponeuroses da palma da mão, cuja pele não se consegue descolar.

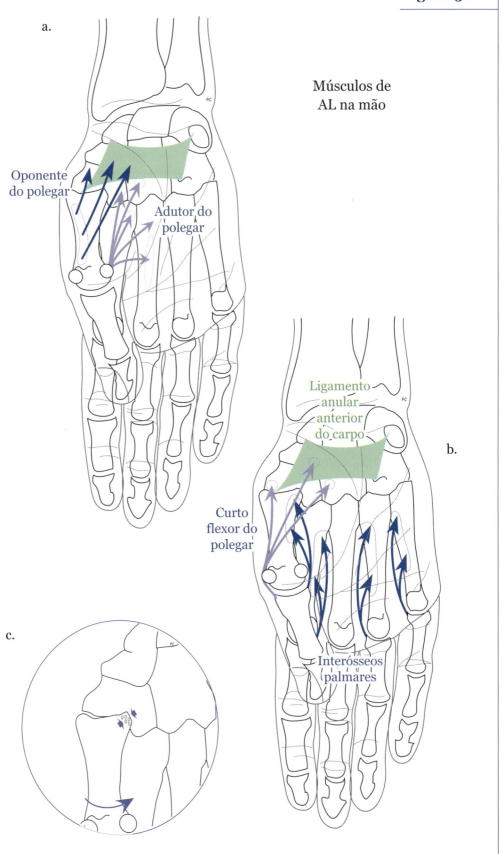

Figura 56

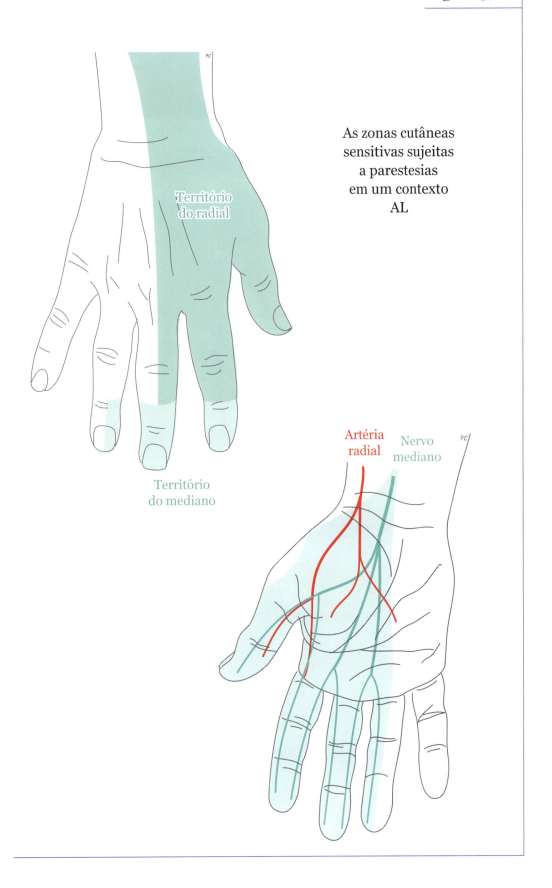

Figura 57

As zonas cutâneas sensitivas sujeitas a parestesias em um contexto AL

Cadeias ântero-laterais 103

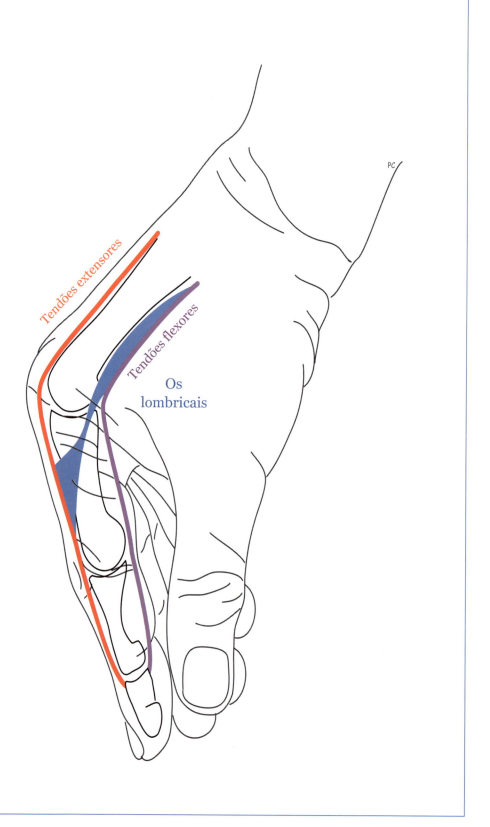

Figura 58

Figura 59

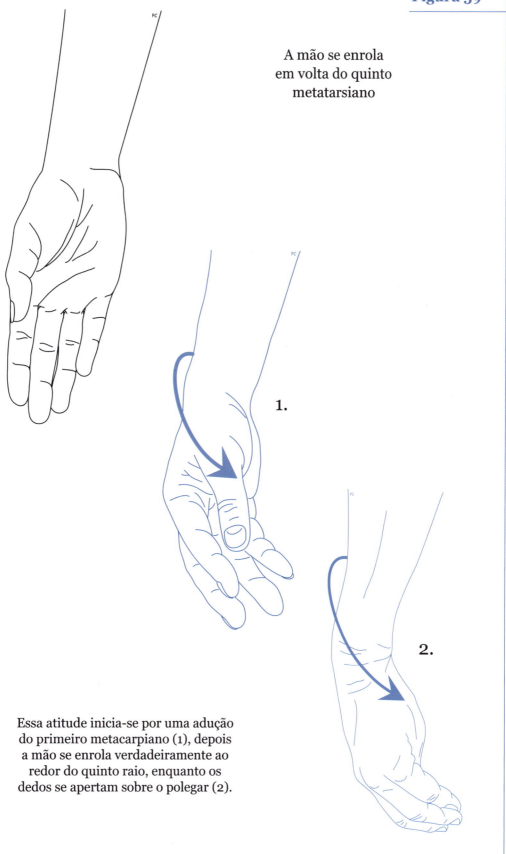

A mão se enrola em volta do quinto metatarsiano

1.

2.

Essa atitude inicia-se por uma adução do primeiro metacarpiano (1), depois a mão se enrola verdadeiramente ao redor do quinto raio, enquanto os dedos se apertam sobre o polegar (2).

Cadeias ântero-laterais 105

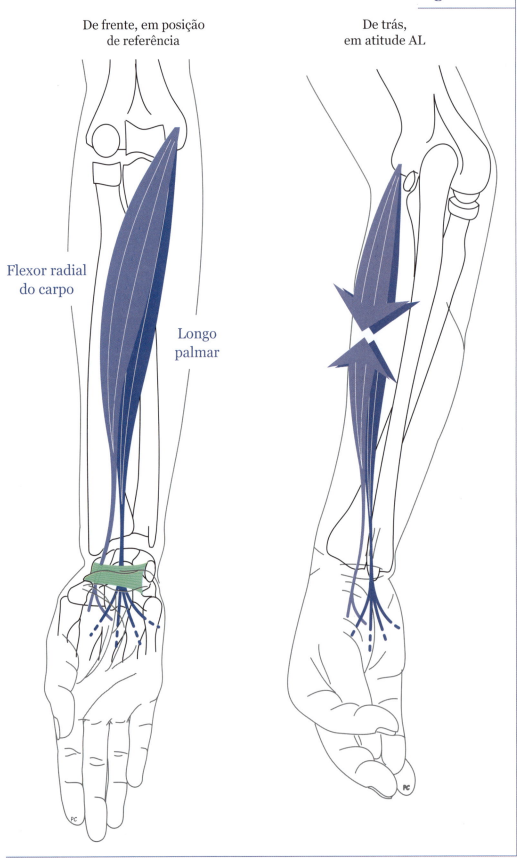

Figura 60

Figura 61

Todo o conjunto do membro superior é arrastado em rotação interna. Os músculos radiais, longo supinador e longo bíceps, contrariados por essa pronação da mão, são levados a inverter o ponto fixo e, paradoxalmente, a passar essa imposição em pronação até o úmero, que girará para dentro.

Se o excesso ainda aumentar, todos esses músculos trabalharão em *corda de arco*, favorecendo o encurtamento do membro superior.

Figura 62

O longo extensor radial do carpo (primeiro radial) vai da *base da face dorsal do segundo metacarpiano até o bordo lateral do úmero*, sob o longo supinador.

O curto extensor radial do carpo (segundo radial) estende-se da *base da face dorsal do terceiro metacarpiano até o epicôndilo*.

Por causa da flexão de punho realizada pelos palmares em uma atitude AL, os dois extensores são forçados a mudar de ponto fixo e *levam o cotovelo para a rotação interna*.

Figura 63

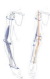

O músculo braquiorradial insere-se sobre o *bordo lateral do úmero* e se enrola em volta do bordo externo do cotovelo antes de juntar-se à *base da estilóide radial*.

Em um contexto AL, ele chega até mesmo a renegar seu nome de supinador: forçado a mudar de ponto fixo pela mesma razão que os músculos precedentes, *ele carrega consigo o úmero em rotação interna* e torna-se, de alguma forma, pronador (a).

Esse músculo pode facilmente trabalhar em corda de arco, como acontece com todos os músculos do membro superior. Nesse caso, ele instala um *flexo de cotovelo*. Se tentarmos colocar em boa posição o membro superior de um paciente em decúbito dorsal, começando pelo ombro, cuja antepulsão e rotação interna tentamos corrigir, veremos aparecer um verdadeiro *valgo de cotovelo*, que assinala essa rotação do braquiorradial. Este é então obrigado a retomar ponto fixo sobre o úmero, voltando a agir como supinador e tornando impossível que a palma da mão do paciente se apóie sobre a mesa (b).

Em sua parte superior, esse músculo se enrola sobre o cotovelo, ocupando uma goteira na qual passa o nervo radial.

Em caso de excesso, esse nervo corre o risco de ficar comprimido, dando origem a parestesias, sobretudo na mão, território desse nervo (figura 57).

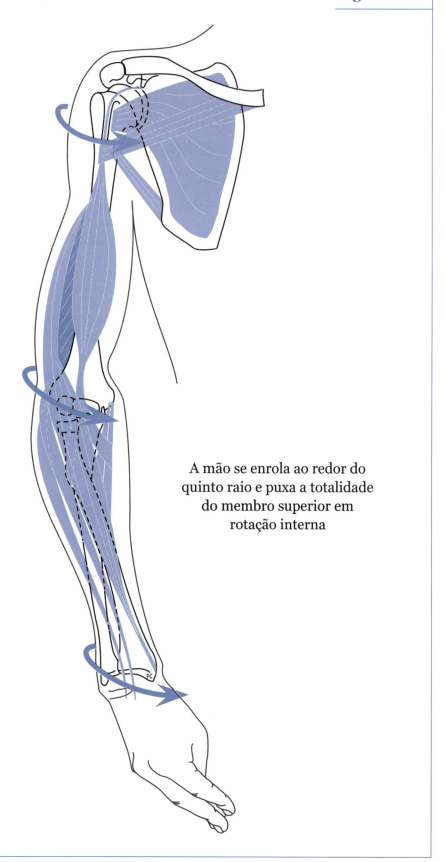

Figura 61

A mão se enrola ao redor do quinto raio e puxa a totalidade do membro superior em rotação interna

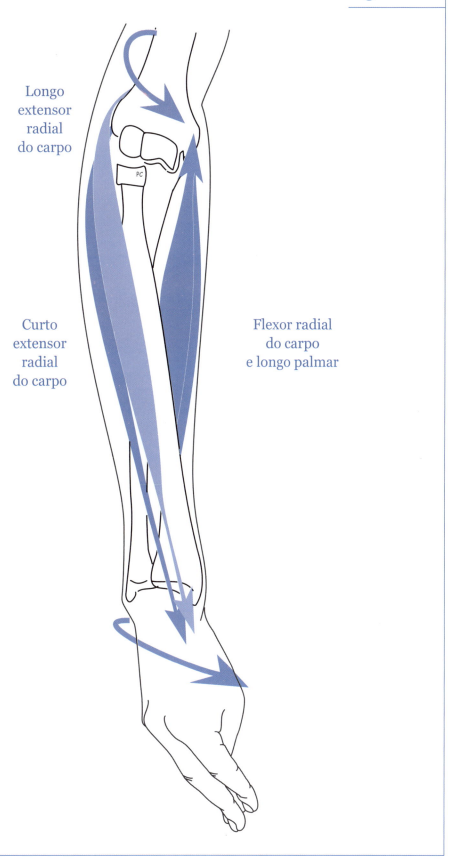

Figura 62

Cadeias ântero-laterais 109

Figura 63

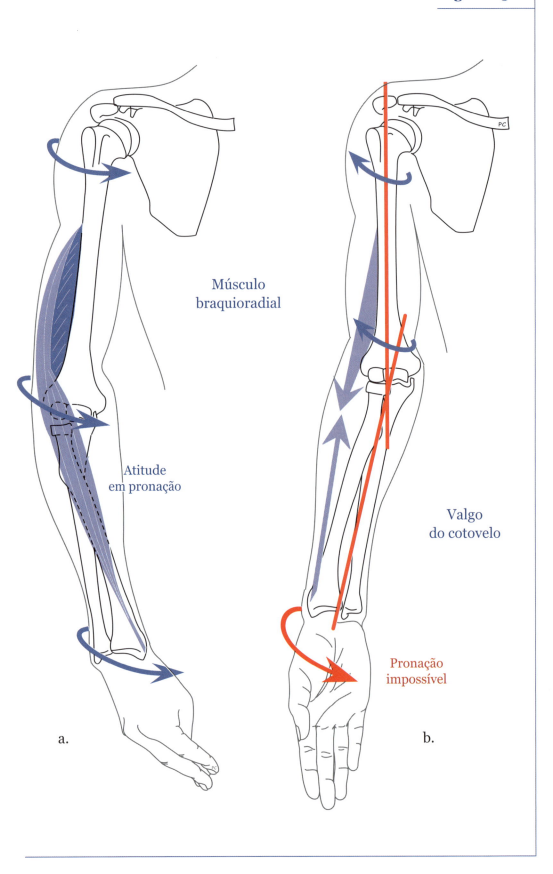

Músculo braquioradial

Atitude em pronação

Valgo do cotovelo

Pronação impossível

a.

b.

110 Philippe Campignion

Figuras 64 e 65

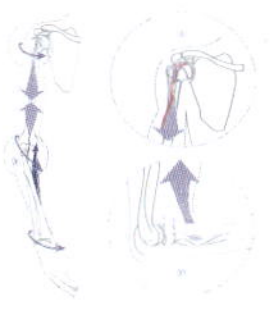

A parte longa do bíceps braquial, que é supinador, também é levada a mudar de ponto fixo quando AL está em excesso.

Esse músculo se insere sobre o tubérculo *supraglenoidiano* e cruza, em seguida, pela frente, a articulação glenoumeral, com cuja cápsula estabelece relações particulares. Ele chega, em certos casos, a ser intra-articular. Constitui assim um *verdadeiro ligamento ativo dessa articulação*, freando a anteriorização da cabeça umeral, assim como a rotação externa do úmero.

No excesso, quando trabalha em corda de arco, além de instalar o flexo de cotovelo com o braquiorradial, ele leva a cabeça umeral em rotação interna e facilita o aparecimento de uma *capsulite retrátil*.

Não é raro que esse músculo chegue a *subluxar seu tendão fora da goteira* que leva seu nome (figuras 64 e 65-a). Isso faz parte da etiologia de certo tipo de periartrite escápulo-umeral, porém veremos que existem outros tipos.

Embaixo, ele insere-se na *face interna da raiz do antebraço, por intermédio de uma expansão* que recobre a aponeurose dos radiais. Essa expansão reforça seu *componente de supinação* na flexão do cotovelo.

Em cima, ele une-se à *parte posterior da tuberosidade bicipital do rádio*. Por essa inserção, sobretudo quando o cotovelo está fletido, ele *associa-se aos supinadores do rádio*.

Em excesso de AL, o bíceps braquial não consegue mais fazer a supinação do rádio, que permanece bloqueado em pronação ao redor da ulna e, desse modo, é com freqüência o responsável pela *subluxação anterior da cabeça radial*, que acompanha um bom número de casos de *epicondilite* (figuras 64 e 65-b).

Figura 66

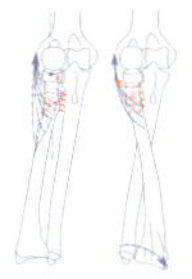

O supinador (curto supinador) é misto. Ele faz parte de AL por seu feixe superficial e de AM por seu feixe profundo, o qual está ligado de maneira aponeurótica ao braquial anterior, que pertence a AM.

O feixe superficial insere-se lateralmente sobre o epicôndilo e envelopa a *extremidade superior do rádio, em cuja face anterior* se insere. Ele a contorna por trás, juntando-se à *crista supinadora na frente*.

Ele cobre também o ramo posterior do nervo radial, podendo comprimi-lo. *Suspende o rádio ao úmero e o aproxima da ulna*, participando da coaptação das duas articulações, radioumeral e radioulnar.

O feixe profundo (AM) estende-se da *fossa supinadora à parte anterior da face externa da extremidade superior da ulna*. Enrola-se ao redor do colo do rádio, fixando-se na parte anterior desse osso. Por suas fibras horizontais, esse feixe muscular ocupa-se particularmente da articulação radioulnar.

Embora seja supinador, tem papel primordial na pronação do antebraço, mantendo a extremidade superior do rádio em relativa rotação externa (ou supinação), evitando a subluxação anterior da cabeça radial.

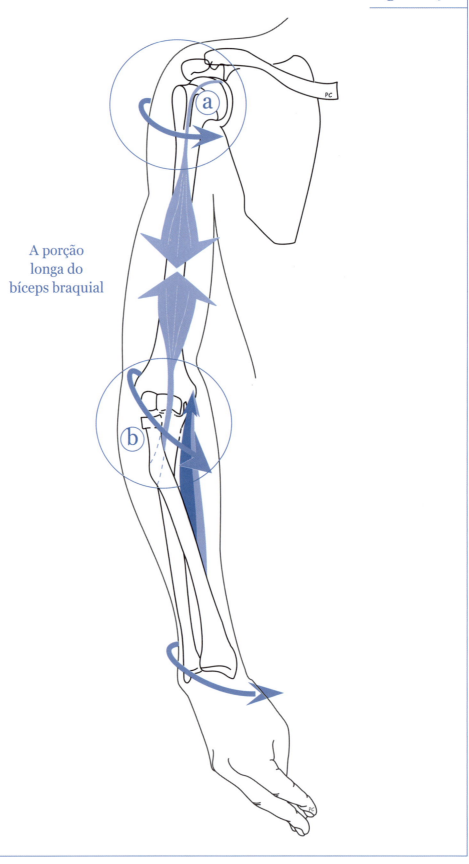

A porção longa do bíceps braquial

Figura 64

Figura 65

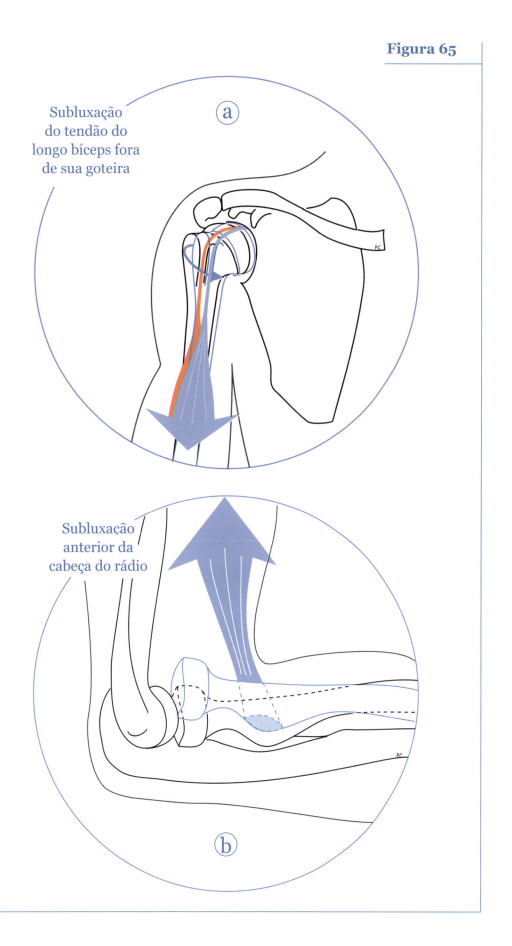

Subluxação do tendão do longo bíceps fora de sua goteira

Subluxação anterior da cabeça do rádio

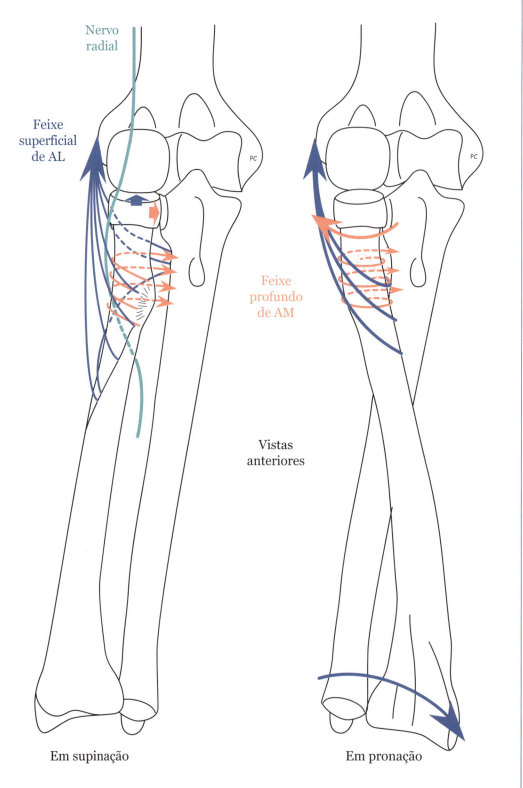

Os feixes profundo e superficial do supinador, ligamentos ativos das articulações radioumeral e radioulnar

Figura 67

Em caso de hiperatividade AL, o enrolamento excessivo da mão e, em seguida, do antebraço favorece a subluxação anterior da cabeça do rádio. Não causará surpresa se encontrarmos um *supinador reativo e doloroso, que poderá progredir até a epicondilite.*

O fenômeno descrito anteriormente agrava-se em certos tenistas, que empunham a raquete com a mão em posição AL e subluxam a cabeça do rádio no momento de bater na bola.

O tratamento local na altura do epicôndilo está fadado ao fracasso enquanto o rádio não se libertar das tensões AL, e a recidiva será evitada apenas com a *reaprendizagem do gesto correto.*

Figura 68

Os feixes claviculares do grande peitoral *estendem-se da margem externa da goteira bicipital ao bordo anterior do terço interno da clavícula.*

Eles estão na continuidade dos feixes AL do grande dorsal (a), que lhes dão ponto fixo sobre o úmero, o qual puxam para baixo.

A partir desse ponto fixo inferior, *os feixes claviculares do grande peitoral mantêm o terço interno da clavícula em rotação interna* e dividem-na com o trapézio superior de PL, que mantém seu terço externo em rotação externa.

Essa complementaridade entre AL e PL explicaria a torção fisiológica da clavícula (b).

Figura 69

Em excesso, AL assume o controle dessa clavícula e a mantém em rotação interna global, ao mesmo tempo que a *subluxa anteriormente*. Temos então uma clavícula saliente (a).

Quando os feixes claviculares do grande peitoral trabalham em corda de arco, acentuam a *rotação interna do úmero e da clavícula, que se verticaliza, fechando e* **ascencionando o ombro** (b). As elevações anterior e lateral do ombro ficam, assim, bastante limitadas.

Figura 70

Os músculos subescapular e grande redondo, *rotadores internos do ombro*, associam-se à dinâmica geral de AL. Esses músculos são freqüentemente recrutados para proteger o ombro dolorido.

O subescapular insere-se espaçosamente na *fossa subescapular* e junta-se por fora e pela frente ao *trochin*. Sua aponeurose se prolonga por fibras que recobrem o sulco bicipital e a parte anterior da cápsula articular escápulo-umeral.

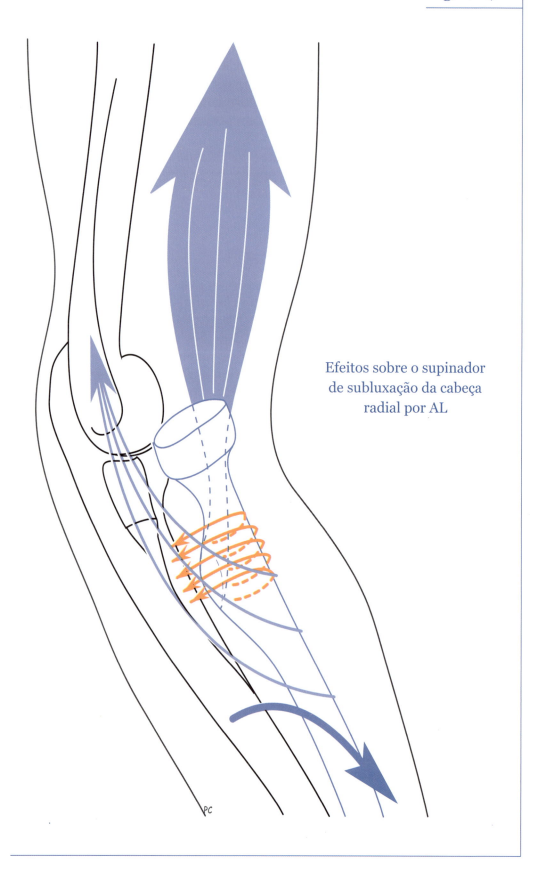

Figura 67

Efeitos sobre o supinador de subluxação da cabeça radial por AL

Figura 68

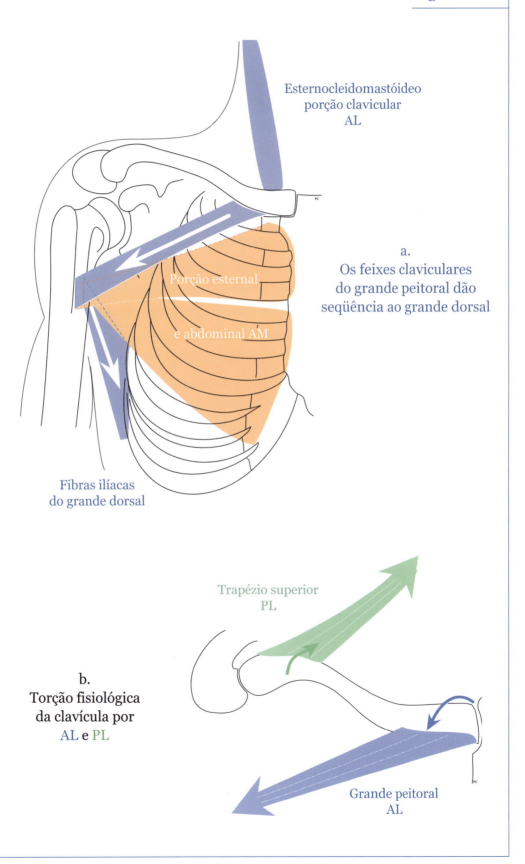

Esternocleidomastóideo
porção clavicular
AL

a.
Os feixes claviculares
do grande peitoral dão
seqüência ao grande dorsal

Porção esternal

e abdominal AM

Fibras ilíacas
do grande dorsal

Trapézio superior
PL

b.
Torção fisiológica
da clavícula por
AL e PL

Grande peitoral
AL

Cadeias ântero-laterais 117

Figura 69

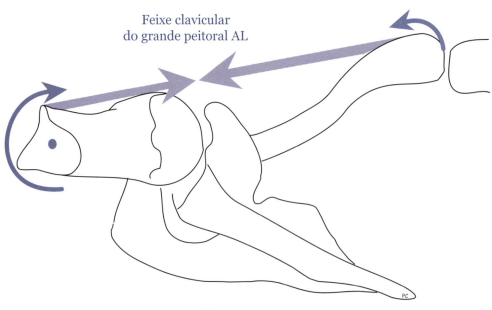

a.
Luxação da clavícula por AL
vista de baixo

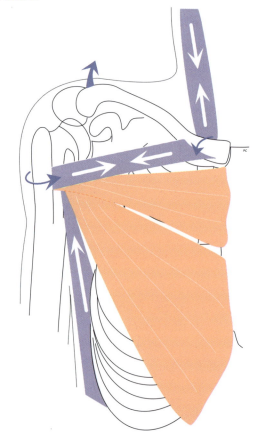

b.
Feixes claviculares
do grande peitoral
trabalhando em corda de arco

O grande redondo estende-se da parte inferior da face posterior da omoplata, perto de seu bordo axilar, e junta-se, no alto, para fora e para a frente, ao *lábio interno do sulco bicipital*, onde encontra o grande dorsal e o grande peitoral.

Ele é antagonista do rombóide, que bascula a escápula para baixo, mas é também *rotador interno e adutor do úmero*. Em excesso de AL, *faz salientar-se o ângulo inferior da escápula na região da axila*, quando o úmero é abduzido.

O pequeno redondo de PM é rotador externo do úmero e controla, em algum grau, os músculos precedentes.

O equilíbrio de tensão entre o subescapular rotador interno de AL e esse rotador externo de PM age a favor da *coaptação* da articulação escápulo-umeral. Observamos, entretanto, que no nível do ombro os rotadores internos ganham dos rotadores externos.

A vista de um corte horizontal do ombro direito nos permite compreender como a rotação interna do úmero se propaga para a omoplata, que nesse caso *descola seu bordo espinhal*.

Figura 71

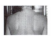

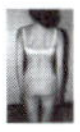

A foto da figura 71 mostra marca típica de AL, na qual **o bordo espinhal da omoplata se mostra descolado em todo o seu comprimento**. Nos casos de apoio anterior sobre as mãos ou de elevação do úmero em abdução, o bordo axilar da omoplata fica saliente.

Essa marca é geralmente unilateral e mais freqüente à direita. Ela não deve ser confundida com o descolamento do ângulo inferior da omoplata ocasionado pelo pequeno peitoral da cadeia ântero-posterior, à esquerda no caso da figura 71-b.

Figura 72

 No nível do ombro, uma AL excessiva põe entraves à ação útil de AM.

Os feixes claviculares do grande peitoral de AL (figura 72-a) *exageram a rotação interna do úmero e elevam o ombro, verticalizando a clavícula*. Essa posição é muito prejudicial para o grande dorsal, cuja marca útil, no seu feudo, é justamente abaixar o ombro.

O feixe inferior de AM, por outro lado, favorece o trabalho do grande dorsal, pois *abaixa o ombro, porém com um componente de rotação interna* que o **feixe médio** (AM) reforça (figura 72-b). Essa rotação interna é fisiológica no nível do ombro. O úmero é um osso em torção, como o fêmur. No entanto, essa torção é diferente. Com efeito, sua extremidade superior não está em rotação externa, mas sim em rotação interna com relação à omoplata, a cujo enrolamento dá *continuidade. Sua torção deve-se ao fato de sua extremidade distal estar ainda mais em rotação interna do que a proximal*.

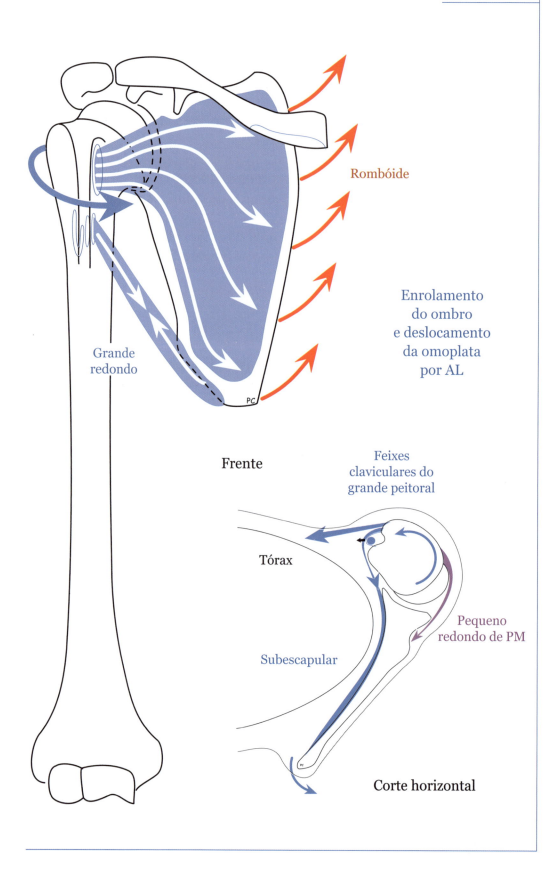

Figura 70

Figura 71

a.

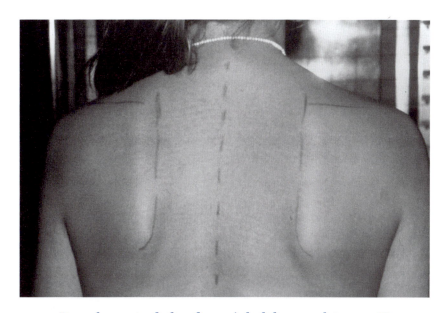

Descolamento do bordo espinhal da omoplata por AL

b.

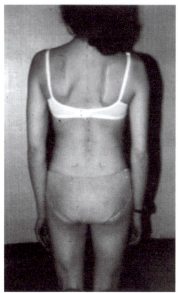

Descolamento do ângulo inferior da omoplata por AP

Descolamento do bordo espinhal da omoplata por AL

Fotos: Arquivos ICTGDS.

Quando AL é excessiva, a cabeça do úmero fica saliente para a frente, tanto que o tendão da **parte longa do bíceps braquial**, subluxado, não consegue manter a coaptação (figura 72-a1). *AM, ao contrário, favorece o recuo da cabeça umeral e o alinhamento de seu colo em relação à omoplata.* Nessa situação, o longo bíceps colabora com a coaptação (figura 72-b2).

Figuras 73 e 74

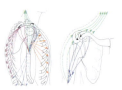

O deltóide apresenta três feixes: anterior, médio e posterior.

Os diferentes feixes do deltóide *suspendem o úmero na altura da omoplata e da clavícula*. Eles se comportam como verdadeiros ligamentos ativos da articulação escápulo-umeral, fortalecendo o ligamento coracoumeral, particularmente em ações que envolvam carregamento de peso.

O feixe anterior mantém relações aponeuróticas bem estreitas com o braquial anterior de AM, assim como com o braquiorradial e os feixes claviculares do grande peitoral.

As fibras mais internas desse feixe anterior são principalmente adutoras, com um ligeiro componente de *rotação interna do úmero*, como os músculos de **AL** e de **AM**.

O feixe médio é nitidamente abdutor do úmero. Nós o associamos a **PL**, assim como o supra-espinhoso que ele recobre e o trapézio superior, cuja ação ele prolonga até o braço.

As fibras mais internas do **feixe posterior** são adutoras, como as do feixe anterior, mas favorecem a rotação externa. Associamos esse feixe aos músculos trapézio inferior, infra-espinhoso e pequeno redondo, todos de **PM**.

Se incluírmos cada feixe do deltóide em uma cadeia determinada, seus pontos fixos vão ser diferentes quando se tratar da estática ou do movimento. Por essa razão, temos modalidades diferentes para as manobras de reequilíbrio [*réaccordage*].

As fibras mais anteriores são tracionadas para baixo pelo grande dorsal, que puxa o úmero para baixo, o que possibilita a eles *coaptar a articulação acrômioclavicular* (figura 74).

O feixe médio é tracionado para cima pelas fibras do trapézio superior e suspende o úmero, *dando alívio ao ligamento coracoumeral*.

O feixe posterior, em associação com o trapézio inferior, também de PM, favorece *a torção da espinha da omoplata*, aplicando uma imposição em rotação externa à sua raiz, enquanto sua outra extremidade, o acrômio, é mantida em rotação interna (figura 73).

Figura 75

No contexto de AL em excesso, os componentes de *adução* e *rotação interna* predominam sobre o úmero e, além disso, suspendem-no e criam uma situação favorável para a outra forma de **periartrite escápulo-umeral**, resultante do *obstáculo* representado pelo troquiter sob a abóbada do acrômio nos movimentos de elevação anterior e, sobretudo, lateral do braço (figura 75-a).

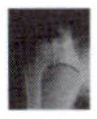

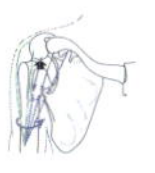

Essa ascensão do úmero sob a abóbada do acrômio é visível radiologicamente. O bordo inferior do colo umeral não se alinha mais com o bordo axilar da omoplata. Ocorre a ruptura da linha omo-umeral e, nesse caso específico, o úmero fica para cima (figura 75-b).

O músculo supra-espinhoso de PL pode sofrer em resultado da fricção sob o acrômio.

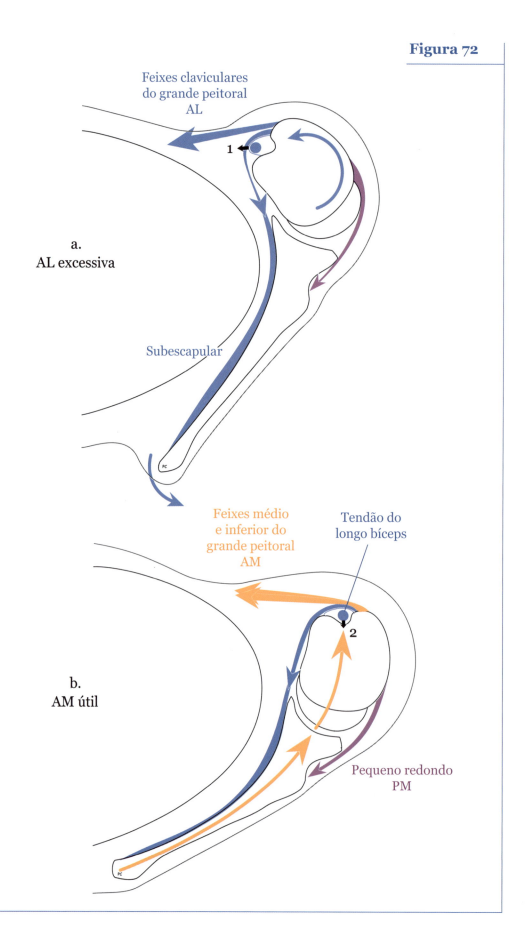

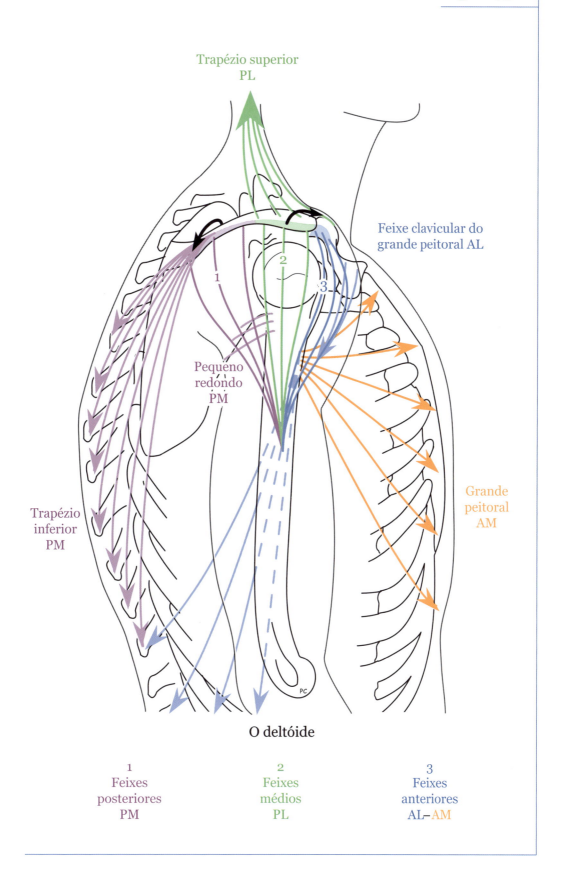

Figura 73

O deltóide

Cadeias ântero-laterais

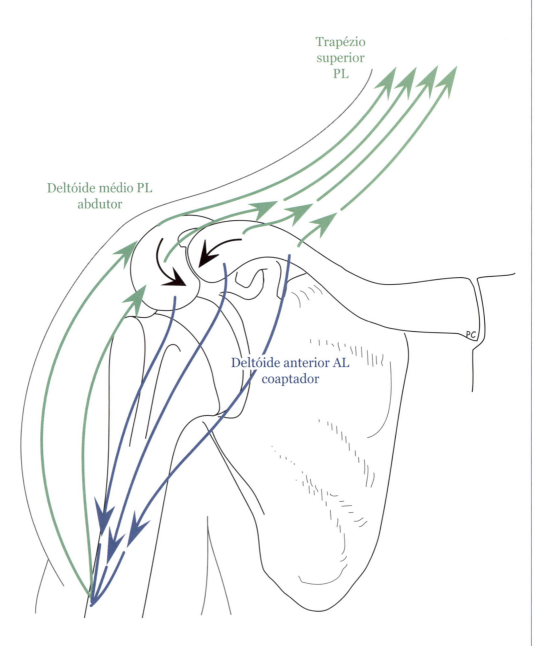

Figura 74

Os feixes anteriores do deltóide

126 Philippe Campignion

Figura 75

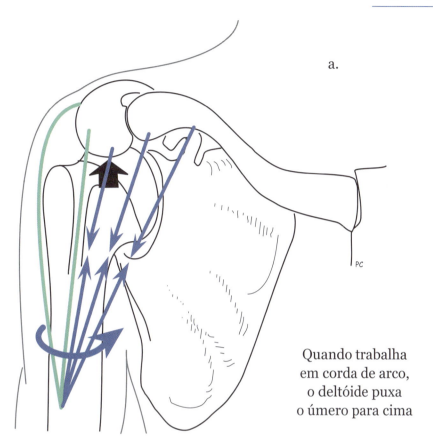

a.

Quando trabalha
em corda de arco,
o deltóide puxa
o úmero para cima

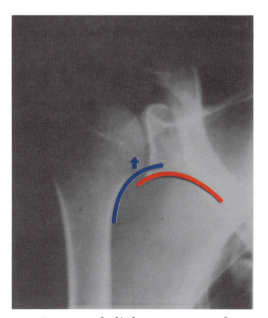

b.

Ruptura da linha omo-umeral

As cadeias ântero-laterais no pescoço e no crânio

Figura 76

AL e PL se reencontram de novo no crânio e dão ponto fixo uma à outra. Após ter seguido um trajeto ântero-lateral pelo corpo, a partir do pé, AL passa da clavícula ao crânio por meio dos **feixes claviculares do esternocleidomastóideo**, cujas ações veremos em pormenor.

Os feixes esternais estão associados ao encadeamento musculoaponeurótico ântero-mediano AM.

O esternocleidomastóideo (ECM) e o **músculo temporal**, que é o primeiro músculo de PL, fixam-se sobre o osso *temporal*. Esses dois músculos condicionam sua fisiologia, como veremos a seguir.

O masseter, último músculo de AL, está freqüentemente ligado ao ECM por uma pequena banda aponeurótica que chamamos de fáscia maxilar (1).
O masseter e o temporal associam-se durante a mastigação, influenciando, portanto, o *funcionamento da articulação temporomandibular*, da qual falaremos a seguir.

Figura 77

Os músculos esternocleidomastóideos estão intimamente implicados naquilo que chamamos de *oculocefalogiria*. Eles, com efeito, participam profundamente da *manutenção da horizontalidade da massa cefálica*, indispensável ao alinhamento dos dois olhos numa mesma horizontal e à garantia da acuidade das informações vestibulares, das quais dependem a *orientação espacial* e a *coordenação motora*.

No plano sagital (a), eles trabalham em concordância com os músculos pré-vertebrais e suboccipitais na manutenção da boa orientação do olhar (ligeiramente abaixo da horizontal).

No plano frontal (b), eles trabalham em sinergia antagonista, um em relação ao outro, contrabalançando-se a fim de manter os dois olhos na mesma horizontal.

Os escalenos, de AP, agem no pescoço.

Os esplênios da cabeça e do pescoço (de AP também) dão força aos dois músculos precedentes.

Figura 76

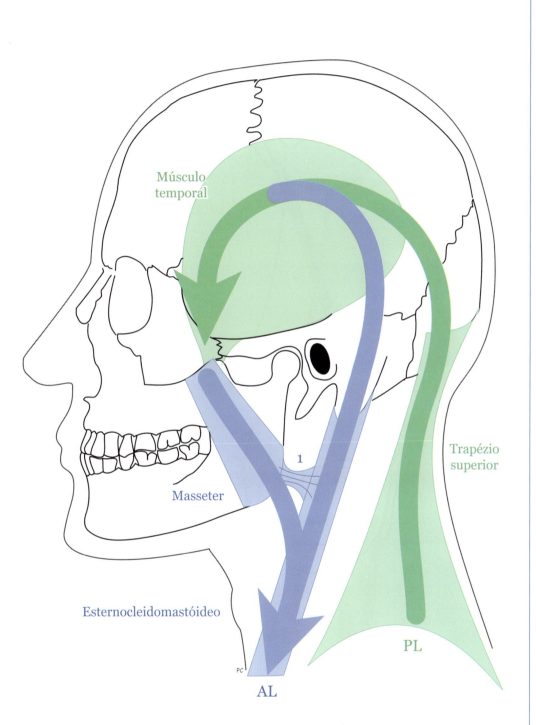

PL e AL se juntam no crânio

Cadeias ântero-laterais 129

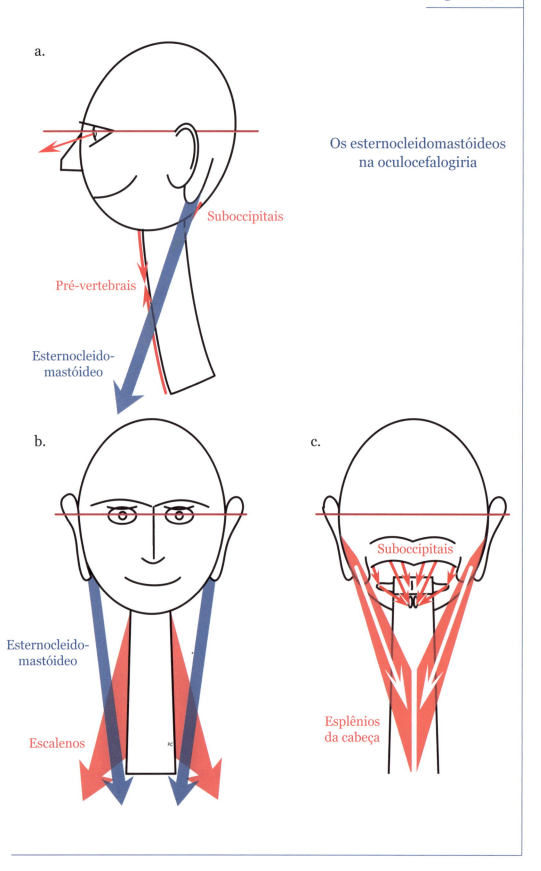

Figura 77

Os esternocleidomastóideos na oculocefalogiria

Figura 78

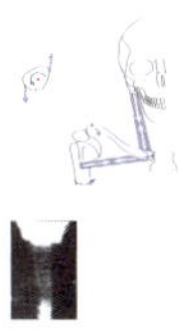

No livro *Aspectos biomecânicos – Cadeias Musculares e Articulares, Método G.D.S.*, descrevemos um esquema assimétrico que qualificamos de fisiológico. AL, AM e PA marcam preferencialmente o lado direito do corpo, enquanto PL, PM e AP dominam à esquerda. **O esternocleido-mastóideo – com feixes claviculares de AL e feixes esternais de AM – é geralmente dominante à direita**. Isso leva a uma ligeira *inclinação da cabeça à direita e a uma translação e rotação para a esquerda.*

Em certos torcicolos congênitos, o quadro pode chegar mesmo a provocar uma atitude escoliótica cervicodorsal, como mostra a radiografia da figura 78. No caso preciso dessa imagem radiográfica, trata-se de uma retração do esternocleido occipital direito. Entretanto, já que esses músculos não são os únicos a ter controle sobre a cabeça, podem ser encontrados esquemas diferentes.

Figura 79

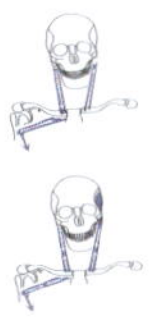

Os esternocleidomastóideos direito e esquerdo são antagonistas. Em caso de excesso, o ECM esquerdo reage (ao controle de AL e AM do lado direito) e inicia-se uma escalada de tensão que pode dar diferentes resultados. Em muitos casos, a clavícula é saliente do lado direito devido à rotação interna mais pronunciada desse lado, induzida pelos feixes claviculares do grande peitoral de AL, que, em geral, é dominante nessa região.

Porém não é raro que o ECM esquerdo, *por já ter perdido a cabeça do lado esquerdo, passe a controlar a clavícula desse lado*, subluxando-a para cima e tornando-a mais saliente.

Por vezes são as duas clavículas que se subluxam, atestando uma competição entre os dois ECMs (figura 79-a).

Se a tensão aumenta ainda mais, o ECM esquerdo, tentando contrabalançar a ação de seu homólogo direito sobre a cabeça, pode *fixar o osso temporal* (figura 79-b).

Figura 80

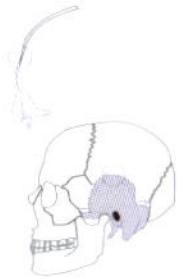

Para compreender o exemplo da figura 79-b, é necessário parar um momento e analisar certos elementos da anatomofisiologia do crânio, mais particularmente do osso temporal.

O crânio é formado por uma reunião de vários ossos mais ou menos encaixados nas suturas. Sem ser realmente móveis, essas suturas não deixam de ser elásticas. Entretanto, começam a se soldar de maneira fisiológica com a idade.

O osso temporal *articula-se* com os ossos vizinhos: o esfenóide, o parietal e o occipital. Sua escama articula-se em particular com o parietal, por meio de uma *superfície em bisel*, que parece conferir a ele mais liberdade do que os outros ossos do crânio.

Figura 78

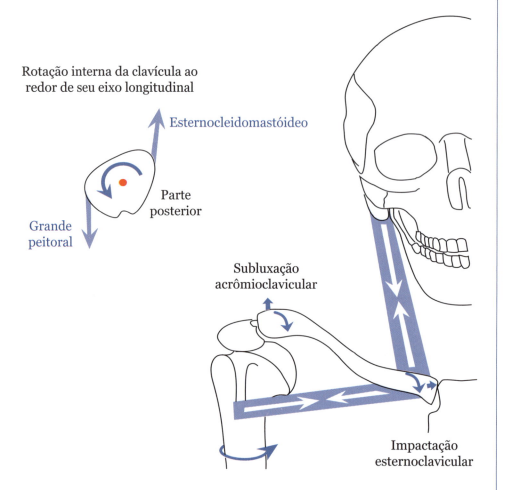

Rotação interna da clavícula ao redor de seu eixo longitudinal

Esternocleidomastóideo

Grande peitoral

Parte posterior

Subluxação acrômioclavicular

Impactação esternoclavicular

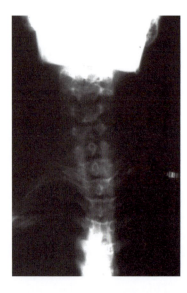

Esternocleidomastóideo retraído à direita
(visto de costas)

132   Philippe Campignion

Figura 79

a.

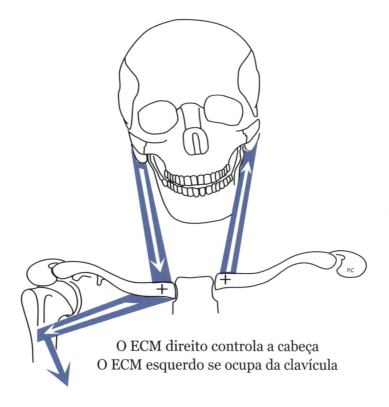

O ECM direito controla a cabeça
O ECM esquerdo se ocupa da clavícula

b.

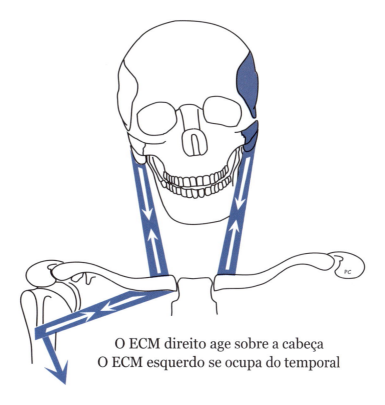

O ECM direito age sobre a cabeça
O ECM esquerdo se ocupa do temporal

Cadeias ântero-laterais 133

Por outro lado, mesmo que a observação dos ossos secos pareça demonstrar o contrário, nossos ossos vivos não deixam de ser elásticos, apesar de suficientemente rígidos para cumprir seu papel de estrutura. Eles contêm, aliás, pequena quantidade de elastina nas fibras de Sharpey, que, partindo da camada profunda do periósteo, penetram a parte externa dos ossos. Elas são mais numerosas precisamente nos ossos do crânio.

Quando o osteopata realiza uma *escuta*, percebe essa elasticidade relativa das suturas cranianas, que permite a elas adaptar-se às variações de pressão no interior do crânio, assim como ao chamado *movimento respiratório primário*.

Figura 81

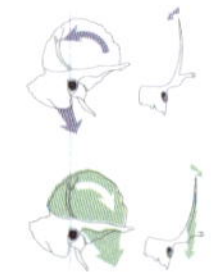

Os ossos do crânio adaptam-se a essa *respiração*, articulando-se uns aos outros de maneira precisa. É nos temporais que essa ritmicidade é mais perceptível, na alternância de báscula para a frente e báscula posterior.

Esses micromovimentos realizam-se ao redor de um eixo que passa pelo conduto auditivo externo, e sua natureza é condicionada pela forma e orientação das suturas.

Por essa razão, a *antebáscula combina-se com uma abertura/exposição, enquanto a retrobáscula combina-se com um fechamento* (pregamento/dobra).

Essa *ritmicidade* do osso temporal pode ser entravada por influências internas ligadas à perda de elasticidade das membranas intracranianas, porém não devemos negligenciar as influências externas, particularmente as musculares.

O osso temporal está sob influência das duas cadeias do eixo relacional: a cadeia ântero-lateral (representada pelo músculo **esternocleidomastóideo**, que se insere sobre a mastóide) e a cadeia póstero-lateral (representada pelo **músculo temporal**, que ocupa a totalidade da fossa temporal e, portanto, da escama desse osso). Não trataremos aqui esses músculos como atores dos *movimentos* do temporal. Eles funcionam sobretudo como freios à *ritmicidade desse osso*.

Uma hiperatividade na cadeia ântero-lateral favorece a fixação do temporal em posição de retrobáscula e fechamento (figura 81-a). A escuta osteopática revela o *bloqueio* em posição AL, que põe entraves à expressão do movimento respiratório primário.

Figura 82

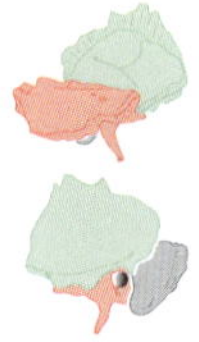

A prática nos ensinou a estabelecer uma correlação entre o domínio do ECM sobre o temporal e certas formas de acufenos, de surdez e síndromes vertiginosas.

O estudo mais aprofundado do osso temporal permite ampliar a compreensão dos processos pertinentes a essa etiologia.

Figura 80

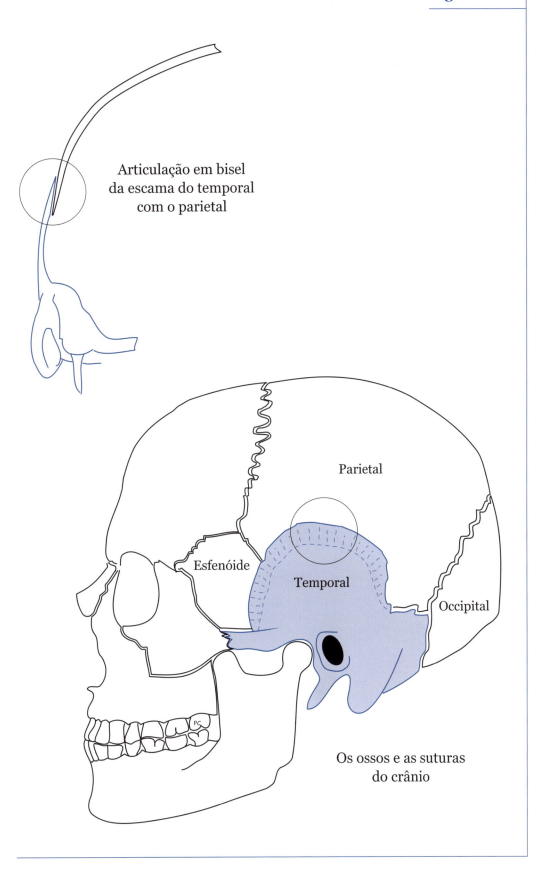

Articulação em bisel da escama do temporal com o parietal

Parietal
Esfenóide
Temporal
Occipital

Os ossos e as suturas do crânio

Cadeias ântero-laterais 135

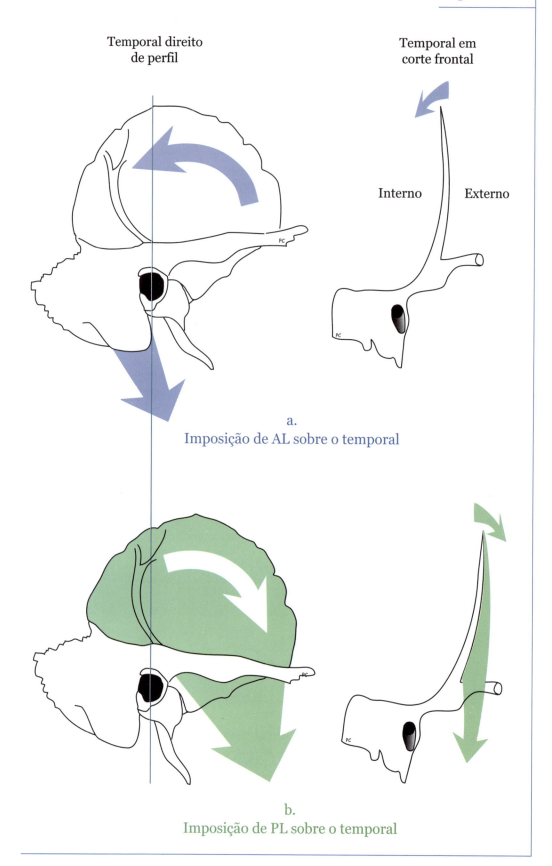

O temporal tem três partes: a **porção escamosa** ou escama, a **porção mastoidiana** e a **porção rochosa** ou rochedo.

A porção rochosa contém numerosas cavidades (o conduto auditivo externo, a caixa do tímpano, o vestíbulo, os canais semicirculares e o caracol). Aí se encontra o **aparelho auditivo e o vestíbulo**, que tem papel importante na *regulação do equilíbrio do corpo todo*.

O tecido esponjoso é muito mais abundante na porção mastóidea, que apresenta em sua espessura *numerosas cavidades que se comunicam com a caixa do tímpano ou o ouvido médio,* que contém pequenos ossinhos.

A vibração do tímpano repercute-se pelas estruturas ósseas circundantes. Alfred Tomatis colocou em evidência duas formas de audição: aquela resultante da *vibração da membrana do tímpano* e aquela resultante da *ressonância óssea*.

Compreendemos assim a importância da *elasticidade* temporal e as repercussões de sua rigidez sobre a vibração do tímpano e a ressonância óssea. Alguns indivíduos chegam a ouvir as contrações do masseter durante a mastigação.

O método G.D.S. oferece soluções eficazes para esse tipo de problema, não somente por meio de um trabalho localizado, mas de um trabalho global que leva em conta as implicações de AL sobre o corpo todo, bem como suas relações com as outras cadeias, sem esquecer o aspecto comportamental que dá origem aos excessos.

Figura 83

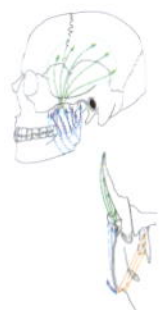

É preciso atentar para a articulação temporomandibular, pois é nesse nível que a cadeia ântero-lateral junta-se à póstero-lateral.

O masseter (de AL) e **o temporal (de PL) suspendem a mandíbula ao crânio e associam-se na mastigação** (figura 83-a). O masseter é particularmente poderoso e permite que os alimentos sejam esmigalhados entre os molares.

São ajudados pelos músculos **pterigóideos internos** (figura 83-b), que veremos a seguir.

Observemos, de passagem, o **antagonismo entre o masseter e o pterigóideo interno no plano frontal**: *o masseter tende a abrir o ângulo posterior da mandíbula, enquanto o pterigóideo interno tende a fechá-lo.*

Nos indivíduos que funcionam em AL, encontramos com freqüência tensão nos masseteres. Não é raro que eles também sejam vítimas de *bruxismo* e apresentem *desgaste prematuro dos dentes*, freqüentemente assimétrico e mais marcado à direita.

É freqüente o mesmo tipo de tensão nos praticantes de esportes de resistência (corrida de fundo, ciclismo).

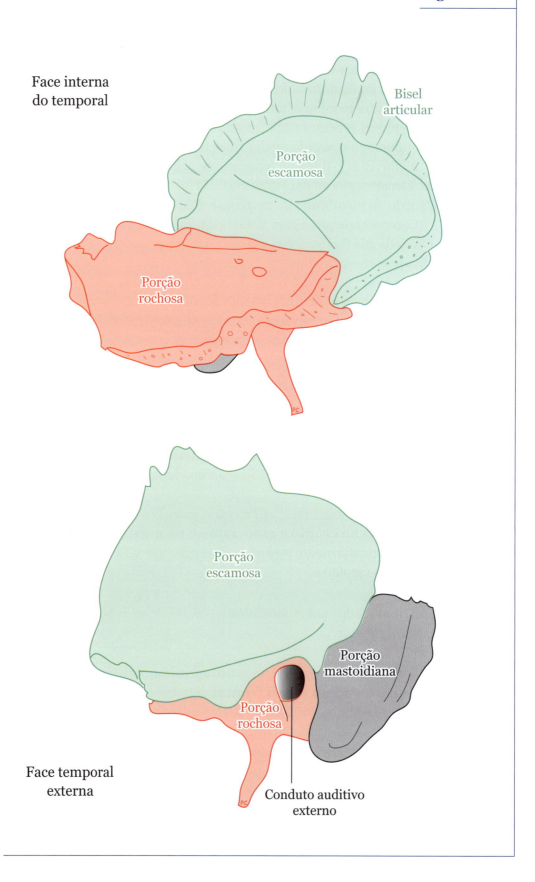

Figura 82

Figura 83

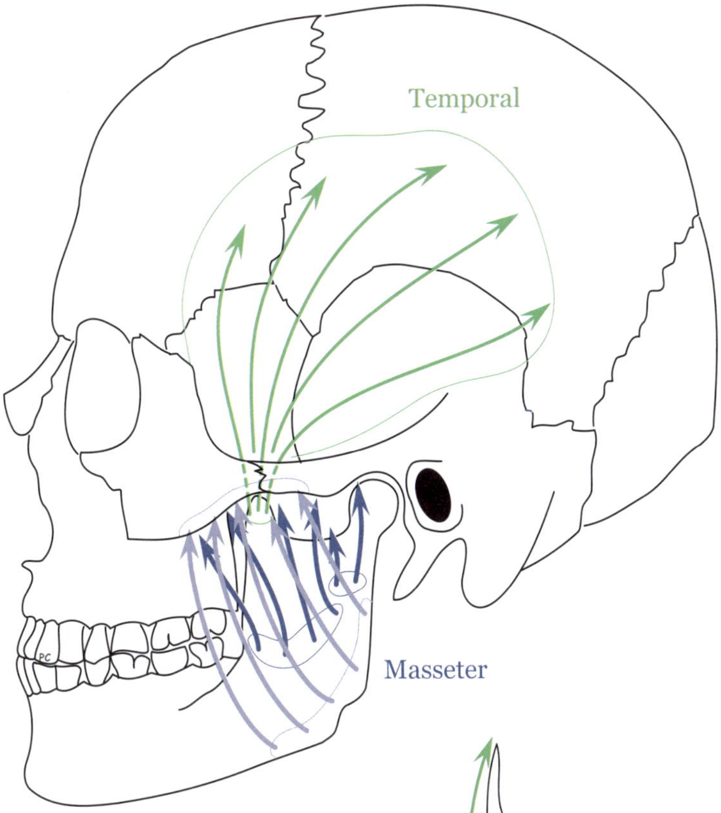

Temporal

Masseter

a.

Os músculos
suspensores
da mandíbula

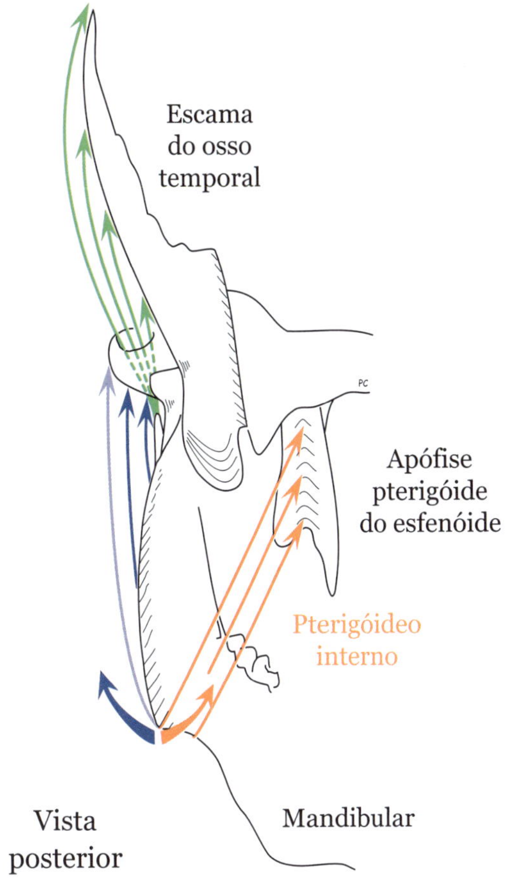

b.

Escama
do osso
temporal

Apófise
pterigóide
do esfenóide

Pterigóideo
interno

Vista
posterior

Mandibular

Cadeias ântero-laterais 139

Figura 84

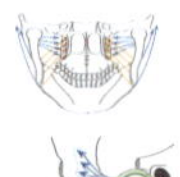

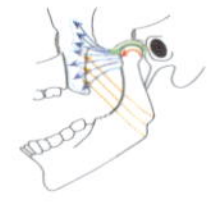

Os músculos pterigóideos são dois de cada lado: **os pterigóideos internos e os externos**.

Denys-Struyf associa o **pterigóideo interno** à cadeia ântero-mediana, que termina nesse nível com os músculos hioidianos, da faringe e da língua. Já fizemos menção ao pterigóideo interno, na figura 83-b, como suspensor da mandíbula ao assoalho do crânio.

Ele estende-se do *ângulo posterior da mandíbula até o fundo da goteira situada na face posterior da apófise pterigóide do esfenóide*. Sua direção é oblíqua para cima, para a frente e para dentro.

Segundo Denys-Struyf, o **pterigóideo externo** continua pela face profunda do masseter de AL.

Ele está situado mais para o alto e suas fibras são mais horizontais do que as do músculo pterigóideo interno. Apresenta dois feixes:

- **um feixe esfenoidal**, que *nasce da parte horizontal da face lateral da grande asa do esfenóide*;

- **um feixe pterigóideo**, cujas fibras se fixam *sobre os três quartos inferiores da face externa da lâmina externa da apófise pterigóide do esfenóide*.

O feixe esfenoidal *junta-se atrás com o menisco da articulação temporomandibular sobre o qual se insere*. Puxa esse menisco para a frente nos movimentos da abertura da mandíbula, o que impede que ele seja comprimido pelo côndilo, que avança com força (figura 84-b). O feixe pterigóideo se junta com o *ramo ascendente da mandíbula*, facilitando o avanço desta desse lado.

Figura 85

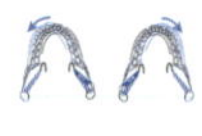

Em uma ação unilateral, os pterigóideos intervêm também nos movimentos laterais da mandíbula durante a mastigação.

A ação bilateral do pterigóideo, a partir de um *ponto fixo sobre o esfenóide*, acarreta o *avanço da mandíbula*.

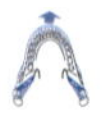

Sua tensão permanente favorece uma forma de prognatismo, que deve ser diferenciada daquela resultante de um desenvolvimento exagerado do osso da mandíbula.

Figura 84

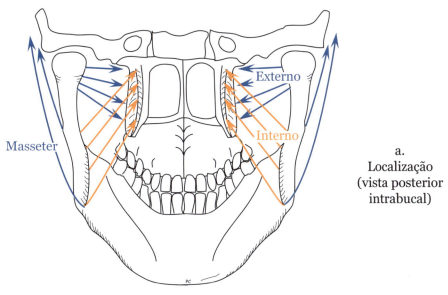

a.
Localização
(vista posterior
intrabucal)

Os pterigóideos

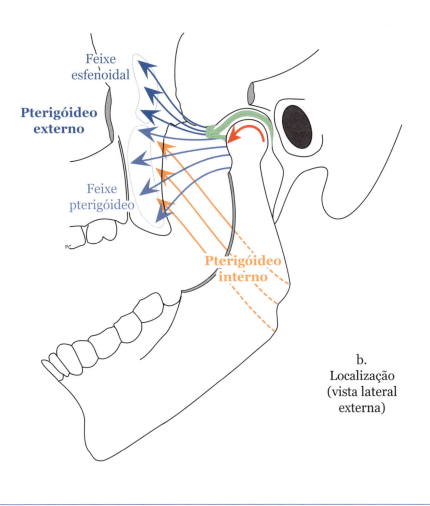

b.
Localização
(vista lateral
externa)

Cadeias ântero-laterais 141

a.
Ações unilaterais

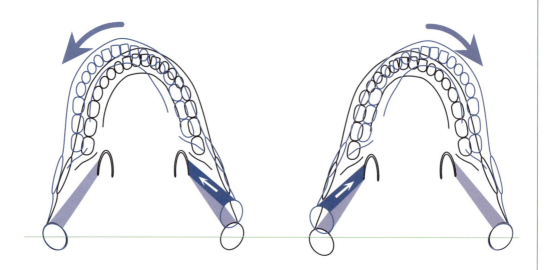

Ação
dos músculos pterigóideos

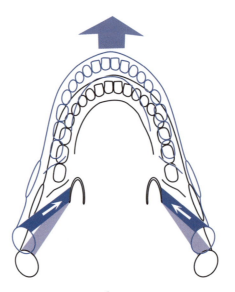

b.
Ação bilateral

Figura 86

A figura 86-a mostra como os músculos pterigóideos, **a partir de um ponto fixo sobre o esfenóide, são capazes de fazer avançar a mandíbula**. Graças a esse mesmo ponto fixo é que participam dos movimentos laterais assimétricos da mastigação.

A figura 86-b mostra como esses músculos podem influenciar, **a partir de um ponto fixo sobre a mandíbula, a fisiologia do esfenóide**.

O recuo permanente da mandíbula, como vemos freqüentemente em indivíduos cujas cadeias ântero-medianas são retraídas (por fazerem parte delas os músculos hioidianos, que recuam a mandíbula), está na origem dessa *inversão* de ponto fixo dos pterigóideos. Estes são, então, puxados na direção do ponto fixo que lhes oferece os ramos ascendentes da mandíbula, *fixando o esfenóide em uma flexão que entrava a ritmicidade do movimento respiratório primário*.

Voltaremos a essa marca prejudicial de AM e suas repercussões sobre a sínfise esfenobasilar no volume dedicado a essa cadeia.

Figura 87

Chegou o momento de sintetizar todas as ações musculares AL nessa região do temporal e da articulação temporomandibular.

O ECM faz a retrobáscula do temporal e fecha (dobra, pregueia) a escama, como vimos na figura 81-a. Uma *escuta* osteopática na altura dos temporais revela uma fixação – por vezes bilateral, freqüentemente unilateral.

Os masseteres *deixam sua marca no plano frontal na altura dos ângulos posteriores da mandíbula, a qual eles afastam.*

De um ponto de vista morfopsicológico, temos aí um resultado típico da manifestação de AL, a qual chega a modificar a forma do rosto, que perde o formato oval, característico do equilíbrio entre PL e AL, e adquire formato de *pêra*, *típico de uma tipologia em AL*.

O pterigóideo interno, contrariado no plano frontal, buscará compensação no plano sagital *avançando a mandíbula*, favorecendo uma eventual *subluxação da articulação temporomandibular*.

Essas marcas AL que reagrupamos são geralmente assimétricas e, com mais freqüência ainda, *acentuadas à direita*. Porém, não nos agarremos a certas noções *a priori*. Por meio do jogo de ação–reação entre as cadeias, todos os esquemas são possíveis.

Não devemos nos espantar se encontrarmos com muita freqüência assimetrias mandibulares com um ângulo mais aberto do que outro e o queixo desalinhado, ou ainda com uma inclinação da articulação dentária do lado da AL excessiva, que já produziu desgaste mais pronunciado desse lado.

Quando tivermos visto como a cadeia póstero-lateral domina à esquerda, ou aquilo que ocorre em caso de uma escalada de tensão entre essas duas cadeias do eixo relacional, será mais fácil compreender essas assimetrias às quais estão sujeitas as articulações temporomandibulares.

As cadeias ântero-medianas e póstero-medianas também acrescentarão outras marcas, desequilibrando ainda mais essa região.

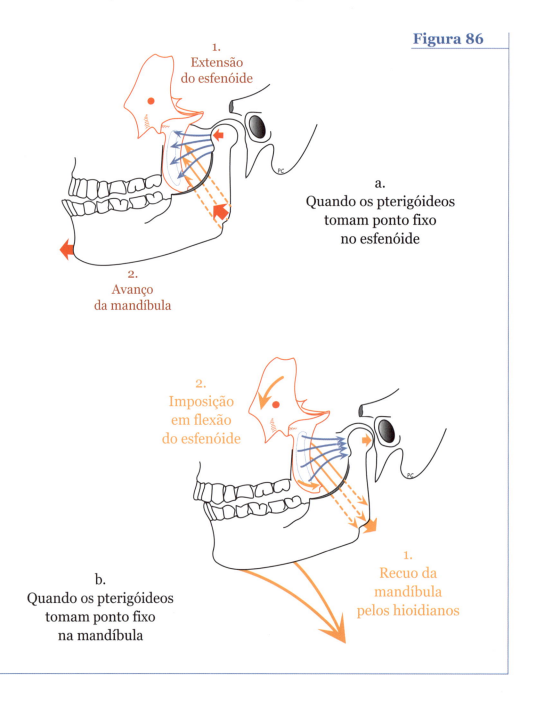

Figura 86

Figura 87

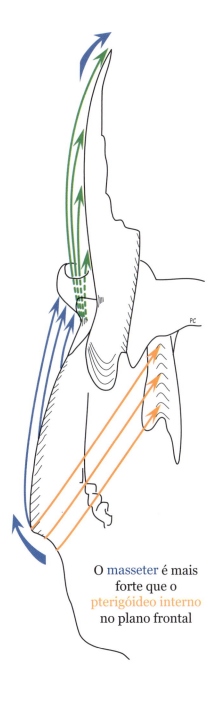

O masseter é mais forte que o pterigóideo interno no plano frontal

Domínio AL no nível do temporal e da articulação temporomandibular

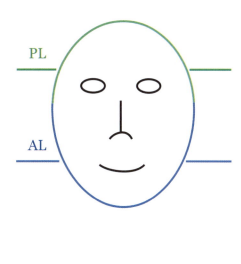

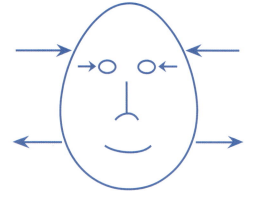

AL se manifesta na parte inferior da face, alargando-a enquanto fecha os temporais. Os olhos ficam próximos.

Cadeias ântero-laterais 145

Terceira parte

Princípios de tratamento

Neste volume, consagrado às cadeias ântero-laterais, escolhi deliberadamente tratar apenas do aspecto anatomofisiopatológico que constitui uma base para a *refuncionalização da pentacoordenação entre as cadeias*.

As diferentes técnicas de correção que o Método das Cadeias G.D.S. propõe precisam ser organizadas, uma com relação às outras, para que sejam eficazes em longo prazo.

O trabalho de refuncionalização obedece a uma estratégia, ilustrada pela imagem da estrela dentro do círculo do ciclo de controle da medicina chinesa.

Veremos por que o cadeísta não trabalha jamais sobre menos de três cadeias, a fim de restabelecer a complementaridade entre elas.

Figura 88

Na fisiologia, as cadeias são antagonistas–complementares. A imagem da estrela ilustra tal antagonismo/complementaridade entre as cadeias (figura 88-a).

Voltemos às noções de feudo e residência que foram discutidas no livro *Aspectos biomecânicos – Cadeias Musculares e Articulares, Método G.D.S.*

Fisiologicamente a **cadeia póstero-anterior controla** a **cadeia ântero-lateral**. *PA, cujo feudo está no pescoço, que ela erige e mantém ereto, deve vencer AL, que age no ombro.* **A cadeia ântero-posterior** interpõe-se entre as duas, para dar ritmicidade a esse antagonismo.

Em cada inspiração, PA – que se ativa para cima – erige a coluna cervicodorsal e carrega a caixa torácica atrás de si. Em uma partilha justa do território, AL pode conservar o controle da cintura escapular, mas deve deixar a caixa torácica se elevar e se abrir. AP é alongada (escaleno e psoas) pela delordose que a inspiração acarreta e só retoma seu comprimento no momento da expiração, quando reinstala as lordoses fisiológicas.

A dominância de uma cadeia acarreta a reação de suas antagonistas e favorece a dualidade entre cadeias.

Em caso de atividade excessiva (figura 88-b), AL pode deixar de se contentar com apenas o controle de PL na região dos ombros, passando progressivamente a enrolar (dobramento) e fechar nos planos horizontal e frontal o conjunto do corpo, em particular as cinturas escapular e pélvica.

PL, por sua vez, abre (desdobra, expõe) o corpo, reagindo a essa dominância AL e *contraindo-se em defesa*. É ela que sofre e determina a sintomatologia.

AL pode também achatar o corpo a ponto de tornar-se mais forte que PA, invertendo o controle fisiológico. Não é raro que AL, cujo trajeto é bem próximo do de AP, obrigue esta última a tomar ponto fixo definitivamente embaixo.

Figura 88

a. Ciclo de controle

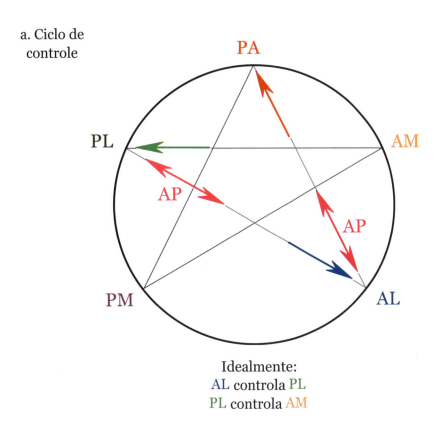

Idealmente:
AL controla PL
PL controla AM

b. Dominância de AL

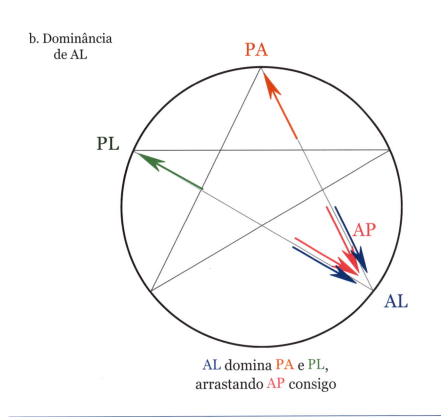

AL domina PA e PL, arrastando AP consigo

Cadeias ântero-laterais 149

AP perde assim suas características de elasticidade e ritmicidade e torna-se progressivamente mais fibrosa. A respiração torna-se limitada, pois o diafragma não encontra mais os pontos fixos necessários para realizar plenamente seu papel inspirador.

Chegamos assim ao que chamamos de **triângulo** de tratamento. Cada cadeia ocupa uma ponta do triângulo e determina com seus dois antagonistas diretos um triângulo. *Existem, pois, cinco triângulos na estrela.*

Figura 89

Essa outra figura ilustra o fato de que um excesso de atividade nas cadeias ântero-laterais é freqüentemente uma forma de proteção que decorre da *não-realização* de AM, do ponto de vista comportamental. Essa *não-realização* traduz-se no corpo por uma retração das cadeias ântero-medianas, que começam por afundar o esterno e enrolam o tronco numa atitude de cifose.

As marcas de AL somam-se àquelas de AM, **determinando uma postura combinada AM–AL**, muito freqüente. A figura 89 exemplifica e mostra em detalhe as ações musculares que intervêm nessa tipologia.

Nesse caso, as cadeias anteriores confirmam seu excesso, marcando o corpo com um grande número de aspectos específicos, porém raramente dolorosos. Elas favorecem os problemas viscerais ligados à hiperpressão intra-abdominal (constipação espasmódica, espasmos esfincterianos diversos etc.).

As cadeias póstero-laterais, antagonistas diretas das ântero-laterais, reagem à dominação destas últimas por meio de espasmos musculares sob diferentes formas e em diferentes níveis de seu trajeto (ciatalgia piramidal, periartrite escápulo-umeral, nevralgias cervicobraquiais etc.).

As cadeias póstero-medianas, antagonistas diretas das ântero-medianas, podem tornar-se também local de tensões reativas dolorosas e gerar processos artrósicos.

Pacientes desse tipo procuram o terapeuta manual por causa dessa *sintomatologia reativa*. A grande dificuldade para o terapeuta globalista é compreender bem esse jogo de ação–reação entre as cadeias, a fim de não cometer o erro de ir diretamente às cadeias reativas, que estão apenas se defendendo da dominância exercida pelas cadeias causais.

Mézières dizia: "O mal nunca está onde a dor se manifesta".

Todos os músculos do corpo, independentemente do fato de fazerem parte de uma cadeia, têm um papel a representar na estática.

Estamos falando aqui das **ações úteis** *dos músculos e das marcas úteis que elas deixam no corpo, numa divisão eqüitativa do território, que dão ao corpo uma forma harmoniosa.*

Cada cadeia tem seu feudo, com um ou vários representantes. Sou tentado a dizer que existem tantos subfeudos quantos são os músculos de uma cadeia, pois cada um deles tem uma ação útil em todos os níveis do corpo.

Figura 89

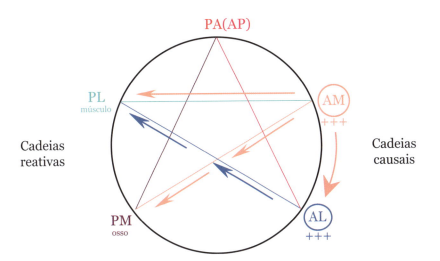

Cadeias reativas

Cadeias causais

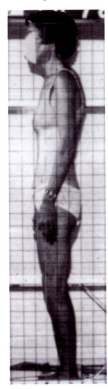

Foto: Arquivos ICTGDS

Atitude dobrada (fechada) AL

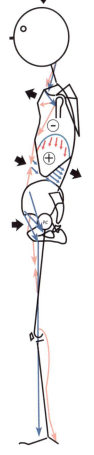

Combinação AM–AL

Ações musculares em detalhe

Cadeias ântero-laterais 151

A cadeia ântero-lateral não foge a essa regra e, se é verdade que a ação do grande dorsal nos ombros é primordial, a do tibial posterior na planta do pé e a do pequeno glúteo na asa ilíaca não podem ser negligenciadas.

Convém diferenciar as marcas úteis das marcas excessivas, que os músculos *gravam* no corpo quando se organizam em cadeias de tensão miofascial e, principalmente, em cadeias de retrações.

Tais marcas tornam-se **prejudiciais** *quando põem obstáculos à boa fisiologia dos outros músculos e, particularmente, quando uma cadeia excessiva chega a expulsar seu(s) antagonista(s) de onde* residem *e de seu feudo* (ver *Aspectos biomecânicos – Cadeias Musculares e Articulares, Método G.D.S.*).

As figuras 88 e 89 enfatizam o antagonismo–complementaridade entre as cadeias, bem como o jogo de ações–reações a que esse antagonismo pode dar lugar quando se torna uma dualidade. O trabalho do cadeísta consistirá em reprogramar o antagonismo para que as cadeias voltem a ser complementares. Por isso é necessário trabalhar pelo menos três cadeias em uma mesma sessão, ou seja, um triângulo.

A escolha de um triângulo é determinada pela cadeia que deixou no corpo o maior número de marcas, mostrando-se enrijecida nos testes de elasticidade. Ela será a ponta do triângulo, e suas duas antagonistas determinarão a base.

Cada uma das tipologias descritas por Godelieve Denys-Struyf possui seu triângulo específico, mas podemos encontrar outras combinações como aquelas que mencionamos.

O conhecimento dos grandes feudos permite, em muitos casos, dar início a um trabalho de reestruturação do aparelho locomotor. Porém, pelas razões já mencionadas, será geralmente necessário *livrarmo-nos de nossas cadeias*, reequilibrando e afinando cada uma delas no conjunto [*réaccordage*], a fim de permitir a manifestação de cada uma delas em uma divisão eqüitativa de território.

A experiência nos mostrou que cada **cadeia reage de maneira diferente aos recursos** de que dispõe o terapeuta manual. Aquilo que é bom para uma não é necessariamente bom para outra.

As cadeias ântero-laterais fazem parte de um sistema de proteção, de defesa, e isso implica tomar certas precauções ao abordá-las. *É ilusório pensar que poderemos suprimir essas reações de defesa se não dermos força simultaneamente à* âncora *representada por AM.*

Na presença de um paciente enrolado e fechado em seu corpo, o terapeuta pode ficar tentado a usar posturas de abertura do tórax. Ora, essas posturas alongam também as cadeias ântero-medianas, cujo *vazio*, ou não-manifestação, é causal. O sentimento de insegurança de que falei antes pode aumentar ainda mais, agravando a reatividade das cadeias ântero-laterais.

A abordagem das tipologias em que as cadeias ântero-medianas e ântero-laterais dominam necessita, em um primeiro momento, *cativar* o paciente e *despertar sua confiança*.

Convencidos disso, damos preferência às técnicas mais suaves no início do tratamento, especialmente à *escuta das reações do corpo*. Técnicas utilizadas em osteopatia no trabalho de fáscias, que consistem em *ir no sentido da lesão* e esperar que o corpo tenha vontade de escapar dela por si próprio, parecem ser as mais indicadas.

As manobras de *massagem e o trabalho sobre a pele* em diversas formas são igualmente indicados.

Entretanto, os *alongamentos* são freqüentemente bem-vindos na progressão do tratamento e quando a retração das estruturas musculoaponeuróticas justificarem sua utilização.

O método das cadeias leva em conta a interdependência entre estrutura e função. Ele tenta *desmanchar as caretas de desconforto inscritas no corpo* pelas cadeias excessivas e *restaurar a mobilidade articular*. O método dedica um bom tempo à *reaprendizagem e à reautomatização dos gestos corretos, particularmente no nível dos pivôs primários*.

Para cada uma das cadeias privilegiamos uma zona corporal em particular no início do tratamento.

No caso de AL, essa região é o *membro superior*, mais particularmente a mão, que constitui uma excelente abordagem de tratamento de um triângulo AL. Assim é mais fácil despertar confiança nessa AL e *cativá-la*. Damos continuidade pelo membro superior, ombro e pescoço, até a região temporal.

Nesse ponto, a cadeia AL faz junção com a PL, que percorremos descendo até o quinto dedo da mão.

O cadeísta raramente se vê obrigado a trabalhar todos os músculos da cadeia.

Esse anel AL–PL no membro superior, da mão ao crânio e até a mão novamente, basta muitas vezes para melhorar o quadro.

Existem, entretanto, *nós incontornáveis*, como a fáscia lata e a articulação coxofemoral, que exigem atenção regular.

Só após ter conquistado a periferia poderemos tentar a inibição das tensões do abdome, a liberação do tórax e o restabelecimento do ritmo diafragmático.

Conclusão

Terminamos a longa enumeração dos sinais com que AL marca o corpo.

Essa visão bastante analítica das cadeias não nos deve fazer esquecer os princípios globalistas do método G.D.S. Porém, tal como o osteopata, acreditamos que é necessário liberar os pequenos movimentos para reencontrar a liberdade dos grandes movimentos.

A exatidão no trabalho localizado é indispensável, mas é necessário conservar a visão global, isto é, ter em mente a interdependência entre as diferentes partes do corpo.

O conhecimento preciso do trajeto das cadeias, assim como de suas relações com os outros sistemas, facilita a visão globalista e permite organizá-la.

Para além da técnica, o que importa é a filosofia veiculada pelo método. Esta baseia-se na influência do psicocomportamental sobre os diferentes sistemas do corpo humano.

Sendo o músculo apenas instrumento, o que se passa no nível músculo-articular é freqüentemente apenas uma conseqüência, com a qual devemos lidar sabendo que não passa da face visível do *iceberg*.

Se desejarmos verdadeiramente chegar até a causa primária, temos o mais difícil pela frente. O método das cadeias musculares e articulares G.D.S. dispõe de outras estratégias para assumir, para além da refuncionalização, um verdadeiro trabalho de reestruturação baseado no corpo. Esse trabalho é um aliado precioso da psicoterapia ou do trabalho analítico.

Referências bibliográficas

BARRAL, J.-P. *Manipulations viscérales 2*. Paris: Maloine, 1987.

BEAUTHIER, J.-P.; LEFEBVRE, P., com participação de LEURQUIN, F. *Traité d'anatomie (de la théorie à la pratique palpatoire)*. Bruxelas: De Boeck-Université, 1990.

BIENFAIT, M. *Les fascias*. Bordeaux: Société d'Édition "Le Pousoé", 1982.

CAMPIGNION, P. *Les chaînes musculaires et articulaires concept G.D.S.: notions de base*. Ed. Ph. Campignion, 2001. [Edição brasileira: *Aspectos biomecânicos – Cadeias Musculares e Articulares, Método G.D.S.* São Paulo: Summus, 2003.]

_____. *Respir-Actions – Les chaînes musculaires et articulaires G.D.S.* Ed. Ph. Campignion, 1996. [Edição brasileira: *Respir-Ações – A respiração para uma vida saudável*. São Paulo: Summus, 1998.]

CURTIL, P.; METRA, A. *Traité pratique d'ostéopathie viscérale*. Paris: Éditions Frison-Roche, 1997.

DENYS-STRUYF, G. *Les chaînes musculaires et articulaires*. Bruxelas: ICTGDS, 1987.

DEPREUX, R.; LIBERSA, C. *Anatomie, schémas de travaux pratiques*. Paris: Vigot, 1988.

DE SEZE, S.; DJIAN, A. *La radiographie vertébrale*. 5. ed. Paris: Maloine, s/d. (Série Diagnostic au Service du Généraliste par de Visscher A.)

FRERES, M. *Méthode rythmique d'harmonisation myotensive*. Éditeur OMC S.A., 1985. (Coleção SBORTM.)

GOSLING, J.-A.; HARRIS, P.-F.; HUMPHERSON, J.-R.; WITHMORE, I.; WILLIAN, P.-L.-T. *Human anatomy*. Londres: Gower Medical Publishing, 1990.

JONES, L. H. *Correction spontanée par repositionnement*. Éditeur OMC, 1980. (Coleção SBORTM.)

KAHLE, W.; LEONHARDT, H.; PLATZER, W. *Anatomie* (edição francesa dirigida por CABROL, C.). Paris: Flammarion Médecine-Science, 1978.

KAPANDJI, I.-A. *Physiologie articulaire (schémas commentés de mécanique humaine)*. 2. ed. Paris: Maloine, 1968.

KELEMAN, S. *Emotional anatomy*. Berkeley: Center Press, 1985.

LABORIT, H. *La légende des comportements*. Paris: Flammarion, 1994.

LANZA, B.; AZZAROLI-PUCETTI, M-L.; POGGESI M.; MARTELLI A. *Le cere anatomiche della specola*. Florença: Arnaud Editore, 1993.

LITTLEJOHN, J.-M. *Mécaniques de la colonne vertébrale et du bassin*. Transmitido por WERNHAM, J. na Ecole Européenne d'Ostéopathie de Maidstone G.B.

MÉZIÈRES, F. *Gymnastique statique*. Paris: Imprimerie Polyglotte Vuibert, 1947.

NETTER, F. D. *Atlas of human anatomy*. New Jersey: Ciba-Geigy Corporation, 1990.

PIRET, S.; BEZIERS, M.-M. *La coordination motrice*. Paris: Masson, 1971.

ROUVIERE, H.; DELMAS, A. *Anatomie humaine*. 13. ed. Paris: Masson, 1992.

SAMSON; WRIGHT. *Physiologie appliquée à la medicine*. 2. ed. Paris: Flammarion Médecine-Sciences, 1980.

TESTUT. *Traité d'anatomie humaine*. 6. ed. Paris: Éditions Octave Doin et fils, 1912.

TESTUT; JACOB. *Traité d'anatomie topographique*. 3. ed. Paris: Éditions Octave Doin et fils, 1914.

TRAVELL, J.; SIMONS, D. *Douleurs et troubles fonctionnels myofasciaux*. Éditions Haug International. 3 v.

UPLEDGER, J. E. *Thérapie crânio-sacrée*. Paris: IPCO.

------------------------------- dobre aqui -------------------------------

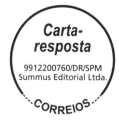

CARTA-RESPOSTA
NÃO É NECESSÁRIO SELAR

O SELO SERÁ PAGO POR

AC AVENIDA DUQUE DE CAXIAS
01214-999 São Paulo/SP

------------------------------- dobre aqui -------------------------------

------ recorte aqui ------

CADASTRO PARA MALA-DIRETA

Recorte ou reproduza esta ficha de cadastro, envie completamente preenchida por correio ou fax, e receba informações atualizadas sobre nossos livros.

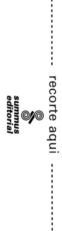

Nome: _____ Empresa: _____
Endereço: ☐ Res. ☐ Coml. _____ Bairro: _____
CEP: ____-____ Cidade: _____ Estado: ____ Tel.: ( ) _____
Fax: ( ) _____ E-mail: _____ Data de nascimento: _____
Profissão: _____ Professor? ☐ Sim ☐ Não Disciplina: _____

1. Você compra livros:
☐ Livrarias ☐ Feiras
☐ Telefone ☐ Correios
☐ Internet ☐ Outros. Especificar: _____

2. Onde você comprou este livro? _____

3. Você busca informações para adquirir livros:
☐ Jornais ☐ Amigos
☐ Revistas ☐ Internet
☐ Professores ☐ Outros. Especificar: _____

4. Áreas de interesse:
☐ Educação ☐ Administração, RH
☐ Psicologia ☐ Comunicação
☐ Corpo, Movimento, Saúde ☐ Literatura, Poesia, Ensaios
☐ Comportamento ☐ Viagens, *Hobby*, Lazer
☐ PNL (Programação Neurolinguística)

5. Nestas áreas, alguma sugestão para novos títulos? _____

6. Gostaria de receber o catálogo da editora? ☐ Sim ☐ Não

7. Gostaria de receber o Informativo Summus? ☐ Sim ☐ Não

Indique um amigo que gostaria de receber a nossa mala-direta

Nome: _____ Empresa: _____
Endereço: ☐ Res. ☐ Coml. _____ Bairro: _____
CEP: ____-____ Cidade: _____ Estado: ____ Tel.: ( ) _____
Fax: ( ) _____ E-mail: _____ Data de nascimento: _____
Profissão: _____ Professor? ☐ Sim ☐ Não Disciplina: _____

Summus Editorial
Rua Itapicuru, 613 7º andar 05006-000 São Paulo - SP Brasil Tel. (11) 3872-3322 Fax (11) 3872-7476
Internet: http://www.summus.com.br   e-mail: summus@summus.com.br

cole aqui

CADEIAS ÂNTERO-LATERAIS